儿童神经系统疾病
诊疗思维与实践

赵红洋　主　编

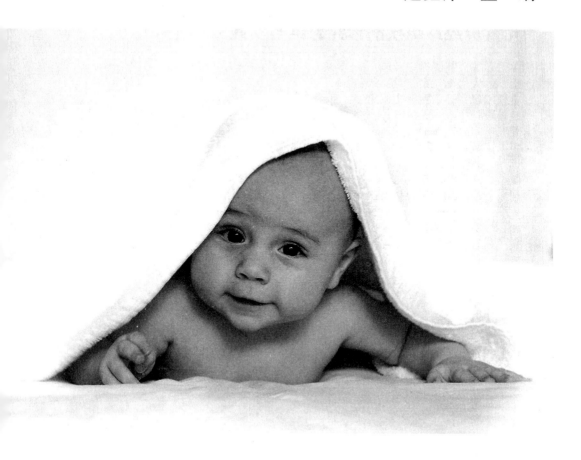

吉林科学技术出版社

图书在版编目（CIP）数据

儿童神经系统疾病诊疗思维与实践 / 赵红洋主编
. -- 长春 ：吉林科学技术出版社，2019.6
ISBN 978-7-5578-5661-8

Ⅰ．①儿… Ⅱ．①赵… Ⅲ．①小儿疾病－神经系统疾
病－诊疗 Ⅳ．①R748

中国版本图书馆CIP数据核字(2019)第119050号

儿童神经系统疾病诊疗思维与实践

主　　编　赵红洋
出 版 人　李　梁
责任编辑　孙　默　史明忠
装帧设计　李　天
开　　本　787mm×1092mm　1/16
字　　数　207千字
印　　张　10.75
版　　次　2020年4月第1版
印　　次　2020年4月第1次印刷

出　　版　吉林科学技术出版社
发　　行　吉林科学技术出版社
地　　址　长春市龙腾国际出版大厦
邮　　编　130021
发行部电话/传真　0431-85635177　85651759　85651628
　　　　　　　　　85677817　85600611　85670016
储运部电话　0431-84612872
编辑部电话　0431-85635186
网　　址　www.jlstp.net
印　　刷　三河市元兴印务有限公司

书　　号　ISBN 978-7-5578-5661-8
定　　价　60.00元

前　言

　　儿童神经系统疾病是儿科学的重要分支,也是小儿时期的临床常见病、多发病。众所周知,神经系统被公认为人体最复杂的系统,而小儿神经系统疾病的种类十分繁杂,小儿神经系统处于不断发育过程中,与成人相比无论在病因、发病机制、临床表现还是在治疗方面都有明显的特点。在临床工作中,医护人员只有熟练掌握儿科神经系统疾病的理论知识,积累丰富的临床经验,才能对儿科神经系统疾病做出正确的诊治及护理。因此,编者总结多年临床经验,特编写了此书。

　　本书以实用为原则,尽量汇集各种儿科神经系统疾病的诊断与治疗方法,不仅对儿科神经系统各种常见病、多发病的发病原理、临床表现、诊断方法,进行了系统的阐述,而且还总结了每种疾病临床处理要点,尤其注重介绍其治疗原则。本书内容简明扼要、重点突出、深入浅出、条理清晰。希望本书的出版可以对从事儿科的临床工作者提供帮助。

　　本书编写过程中,编者付出了巨大努力,但由于编写经验不足,加之时间仓促,疏漏或不足之处恐在所难免,希望诸位同道不吝批评指正,以期再版时予以改进、提高,使之逐步完善。

目 录

第一章 儿童神经系统的解剖生理特点

第一节 神经系统发育形成的主要过程

人类神经系统结构和功能非常复杂。据估计,人脑至少有 10^{11} 个神经元。神经元之间以错综复杂的联系形成神经网络,在突触处又有多种化学活性物质参与神经信息的传递。神经系统调节人体所有的生理功能以及学习、记忆和思维等高级神经活动。脑的正常发育对以后神经系统的结构和功能至关重要。传统的观点认为神经元代表神经系统主要结构单位,而胶质细胞的作用被降低至被动地位。近年大量研究证实,胶质细胞可对神经元发育与功能起到多方面的调控作用。神经元与胶质细胞的动态相互作用已被认为是神经系统的基础功能单位。

在发育过程中遗传与环境因素共同作用而产生神经细胞存活与死亡的平衡,控制其过度增殖,从而保证各型神经细胞应有的数量。在无脊椎动物,其中枢神经系统(CNS)相对简单,生命周期较短,因此其发育主要受遗传因素所指导。脊椎动物 CNS 发育则反映了遗传/环境作用的连续性,环境因素对神经系统的发育产生了更多的影响。

人类神经系统发育的主要程序包括诱导及原始神经胚形成(发生高峰在妊娠3~4 周)、前脑发育(发生高峰在 2~3 个月)、神经细胞增殖与分化(发生高峰在妊娠 3~4 个月),以及神经细胞移行与分化(发生高峰于妊娠 3~5 个月),神经组织过程包括突触连结及神经回路建立、树突发芽、膜兴奋性形成(发生高峰于妊娠 5个月~出生后数年)以及髓鞘化(发生高峰在出生~出生后数年)。

一、诱导及神经胚形成

人类胚胎发育的第 3 周,外胚层在脊索中胚层的诱导下分化为神经外胚层。神经外胚层通过细胞增殖、增厚而形成神经板,进而向内凹陷形成神经沟,神经沟闭合形成神经管。与此同时,沿神经板内陷的每侧边缘处出现神经嵴。神经管在其内不断升高的液体压力作用下,前端膨胀形成三个囊,逐渐形成前、中、后脑。以后发育成中枢神经系统和周围神经系统的一部分。神经嵴细胞在神经管背中线处起源,在神经管闭合时或稍后即开始移行,逐渐分化成脑神经节、脊神经节和自主神经系统。

二、前脑发育

前脑发育的高峰期为妊娠 2～3 个月,主要包括以下过程:①前脑形成:开始于神经管头端,自妊娠 1 个月末前神经孔闭合时开始。②前脑分裂:高峰期为妊娠 5～6 周,主要包括水平方向形成一对视囊、嗅球及嗅径;横贯分开端脑及间脑;矢状面从端脑形成一对大脑半球、侧脑室及基底节。③前脑中线发育:高峰期在妊娠 2～3 个月后,是形成胼胝体、透明隔、视交叉及下丘脑结构的重要基础。

三、神经细胞增殖与分化

人类胚胎发育的第 3～4 个月是神经元增殖的主要时期,此后至出生 1 年小脑外颗粒层仍在继续增殖,其他神经元出生后则已停止增殖。

四、神经细胞的移行与分化

在神经系统发育过程中,神经细胞往往从其“出生地”出发,经过长短不等的路程,迁移到预定的位置。这对于从一个薄壁的神经管演化成结构复杂的脑是十分必要的。神经元移行发生高峰出现于妊娠 3～5 个月。这一时期的遗传和环境的任何异常因素均可导致神经元移行障碍,例如脑裂畸形、无脑回、多小脑回以及灰质异位,临床常表现为智力和运动发育障碍及惊厥发作。随着影像诊断学技术进步,尤其是高分辨磁共振技术发展,皮层发育不良已经成为儿童难治性癫痫的重要原因。

五、脑发育的组织过程

正常脑发育的组织过程十分复杂,包括板层结构形成,突触连结及神经回路建立、神经突起生长发芽、膜兴奋性形成以及胶质细胞增殖分化等。脑发育的组织过程起始于妊娠 5 个月,直至出生后数年仍在继续。脑发育的组织过程可因多种因素引起异常,造成各类发育性脑病。例如智力低下及婴儿孤独症等。

六、髓鞘化

人类神经系统的髓鞘化在出生后即开始,在出生后前 8 个月最快,可持续至生后数年。髓鞘化障碍是婴幼儿神经系统疾病,尤其是神经变性病和代谢病的主要表现之一。

第二节 小儿神经系统的解剖生理特点

一、脑和脊髓的发育特点

神经系统的发育在胎儿期最早开始。在婴儿期,甚至整个小儿时期,神经精神发育一直十分活跃。出生时小儿脑重平均 370g,占体重的 $10\%\sim12\%$,为成人脑重(约 1500g)的 25% 左右。6 个月婴儿脑重 $600\sim700$g,1 岁时达 900g,2 岁时达 1000g 左右,$4\sim6$ 岁时脑重已达成人脑重的 $85\%\sim90\%$。出生时大脑已有主要的沟回,但皮层较薄、沟裂较浅。新生儿神经细胞数目与成人相同,但其树突与轴突少而短。出生后脑重的增加主要由于神经细胞体积增大和树突的增多、加长,以及神经髓鞘的形成和发育;3 岁时神经细胞分化已基本完成,8 岁时接近成人。神经纤维的发育较晚,始于胚胎 7 个月,到 4 岁时完成髓鞘化。故婴儿期各种刺激引起的神经冲动传导缓慢,且易于泛化,不易形成兴奋灶,易于疲劳。出生时大脑皮质下中枢如丘脑、下丘脑以及苍白球等发育已较成熟,初生婴儿的活动主要由皮质下系统调节。随着大脑皮层的发育成熟,运动逐渐转为由大脑皮层中枢调节,对皮质下中枢的抑制作用也趋明显。

足月新生儿出生时脊髓重 $2\sim6$g,脊髓功能相对成熟。脊髓下端在胎儿时位于第 2 腰椎下缘,4 岁时上移至第 1 腰椎。作腰椎穿刺时应注意,婴幼儿脊髓下端位置较低。脊髓的髓鞘由上而下逐渐形成,约于 3 岁时完成髓鞘化。

二、脑脊液的正常值

小儿时期脑脊液的正常值为:压力 $0.69\sim1.96$(新生儿 $0.29\sim0.78$)kPa,外观清亮透明,潘氏试验阴性,白细胞数 $0\sim5$(新生儿或小婴儿 $0\sim20$)$\times10^6$/L,蛋白 $0.2\sim0.4$(新生儿 $0.2\sim1.2$)g/L,糖 $2.2\sim4.4$mmol/L。

三、神经反射的发育特点

正常足月儿出生时即具有觅食、吸吮、吞咽、拥抱及握持等一些先天性(原始)反射和对强光、寒冷及疼痛等的反应。其中有些无条件反射如吸吮、握持及拥抱等反射应随年龄增长而减弱,足月儿一般于生后 $3\sim4$ 个月消失。如持续存在则影响动作发育,属异常现象。在新生儿或小婴儿时期,如先天性(原始)反射不出现,或表现不对称,或3～4个月以上仍持续存在,均提示可能存在神经系统异常。

出生后2周左右出现第一个条件反射,抱起准备喂奶时出现吸吮动作。出生2个月开始逐渐形成与视、听、味、嗅、触觉等感觉相关的条件反射;3～4个月开始出现兴奋性和抑制性条件反射。

新生儿和婴儿肌腱反射较弱,腹壁反射和提睾反射也不易引出,到1岁时才稳定。3～4个月前小儿肌张力较高,Kemig征可为阳性,2岁以下小儿 Babinski 征阳性(对称)亦可为生理现象。

第二章 儿童神经系统疾病的诊断技术

第一节 神经系统检查

儿童神经系统体格检查内容原则上与成人大致相同,但由于儿童神经系统发育尚未成熟,因此各年龄段正常标准和异常表现有所不同,检查的方法以及判断标准也有其自身特点。

一、一般检查

1.意识状态 根据儿童对声、光、疼痛、语言等刺激的反应减弱或消失,或年长儿对周围环境的反应及对时间、人物、地点的定向力减弱或消失,可判断有无意识障碍,意识障碍的轻重程度可分为嗜睡、意识模糊、昏睡、昏迷等。同时应注意生命体征。

2.皮肤与毛发 检查皮肤颜色、色素沉着或减退、皮疹、皮下结节、血管畸形等,常提示有神经系统相关疾病的可能。例如,结节性硬化病患儿面颊部可有皮脂腺瘤,皮肤伴散在色素脱失斑;神经纤维瘤病患儿,在躯干或四肢可出现牛奶咖啡斑;色素失禁症的患儿可有暗褐色的色素增生,呈片状或树枝状分布;脑三叉神经血管瘤病患儿的面部三叉神经分布区域可有红色血管痣(瘤)。

3.头颅 常规测量头围,并观察头颅形状和对称性。头围过小见于脑发育畸形、狭颅症;头围过大则见于脑积水、硬膜下血肿、巨脑回等;头颅形状异常可见于颅缝早闭。应注意囟门大小、紧张度和膨隆。正常婴儿前囟门在生后 12~18 个月闭合,后囟门则于 6 个月之内闭合。囟门早闭见于小头畸形,闭合过晚或囟门过大常见于脑积水、佝偻病、硬膜下血肿、软骨营养不良等。6 个月后颅缝即不易摸到,10 岁儿童有颅内压增高时,易出现颅缝分离。当出现颅内压增高或颅缝分离时,轻叩颅骨可产生"破壶音"(Macewen 征)。颅骨透光试验阳性提示有严重的脑积水。

4.眼、耳、口腔 眼的发育与神经系统发育关系密切,小眼球可见于先天性风疹、弓形体感染、染色体 13～15 三体病；角膜色素环见于肝豆状核变性；青光眼见于 Lowe 综合征、脑三叉神经血管瘤病；球结膜毛细血管扩张见于共济失调毛细血管扩张症；应注意耳的外形是否有畸形或低位；上腭弓过高有时伴有智力低下；舌宽大而厚可见于先天性甲状腺功能减退症（呆小病）、唐氏综合征（先天愚型）或黏多糖病；牙发育不良可见于胆红素脑病后遗症或先天性色素失禁症。

5. 姿势与表情　正常新生儿四肢屈曲，稍加牵拉即可伸直，放松后又恢复原状，四肢伸瘫、拳握紧、下肢伸直内收或角弓反张或肢体张力不对称均属异常。出现不自主伸舌提示脑损伤，眼凝视提示胆红素脑病、颅内出血、中枢神经系统感染，落日现象提示脑积水、颅内出血、脑水肿或胆红素脑病，面部表情迟钝、呆滞或强制性体位可见于颅内占位性病变或结核性脑膜炎。

6. 脊柱　应检查有无畸形、异常弯曲、强直、叩痛等，当背部正中线上出现色素沉着、小凹陷、成簇毛发时，则提示有隐性脊柱裂、皮样窦道或皮样囊肿的可能。

7. 特殊气味　检查中应注意有无特殊气味，一些智力发育落后的患儿，可有特殊的气味。如苯丙酮尿症常有鼠尿味或霉味；异戊酸血症有干酪味或脚汗味；枫糖尿症有焦糖味等。

二、脑神经检查

1. 嗅神经　婴幼儿检查困难，可观察对薄荷、香精等气味的反应。两侧鼻孔分开检查。一侧嗅觉丧失往往意义较大，额叶或颅前窝病变时可引起嗅觉减退或丧失。有嗅觉障碍时应排除慢性鼻炎。

2. 视神经　应检查视力、视野和眼底。新生儿视觉较弱，生后 1 个月开始两眼注视，随亮光或色泽鲜艳物体移动。可通过视动眼震仪检查新生儿的眼睛变化，将带有条纹的转鼓在距离新生儿眼前 30cm 处，用手使其缓慢转动，观察被检眼的反应，如产生眼球震颤则为阳性（提示皮质视觉存在），无震颤则为阴性（即无视力）。年长儿可用视力表检查视力，生后 5～6 个月可检查视野，可将鲜艳玩具或物体从儿童背后缓缓地移动到其视野内，根据儿童出现注视反应，重复检查后可判断视野。正常视野范围为颞侧 90°、鼻侧 60°、上侧 60°、下侧 70°角，同侧偏盲见于视束、视放射或视皮质病变，双颞侧偏盲见于视交叉病变。婴儿检查眼底较困难，必要时要扩瞳后进行。检查正常婴儿的视盘由于小血管发育不完善，视盘小，生理凹陷浅，颜色稍苍白，不可误认为视神经萎缩。视盘水肿见于颅内压增高。脉络膜视网膜炎提示宫内感染，先天性代谢异常时黄斑部可有变化。

3. 动眼神经、滑车神经、展神经　这三对脑神经共同支配眼球全部运动及瞳孔反射,应一并检查。首先应检查眼裂大小,注意眼裂是否对称,检查患儿上视时上眼睑是否能上提。一侧眼裂较小、上眼睑不能上提,提示该侧动眼神经麻痹。检查眼球位置,展神经麻痹时,患眼偏向内侧,轻度偏向下方。滑车神经麻痹时患眼在静止位置不偏或略偏上方,眼内收时明显。使儿童头不转动,眼球随医生的手指或玩具向上下左右各方向注视,观察有无运动受限。展神经麻痹时,眼球向外侧运动受限,并有复视,多见于颅底外伤、颅内压增高、颅内感染等;动眼神经麻痹时,眼睑下垂,眼球向外下方斜视,向上、下、内侧运动受限,并有复视。眼球固定正中位,则为动眼神经、滑车神经和展神经同时受累。检查时应注意有无眼球震颤,可分为水平、垂直、旋转或混合表现,可因内耳、前庭神经、脑干、小脑等病变引起。应注意有无眼球突出及瞳孔对光反射,双侧瞳孔缩小可见于昏迷、急性脑干病变、先天性瞳孔扩大肌缺损。单侧瞳孔缩小,可见于颈 8、胸 1 神经根或颈交感神经损害时产生的 Hornor 综合征,同时伴有眼裂狭小、眼球凹陷、同侧眼结膜充血及面部无汗。

4.三叉神经 为混合神经,负责支配面部感觉、咀嚼运动、角膜反射和下颌反射。运动纤维支配咀嚼肌,当三叉神经瘫痪时,做咀嚼运动时扪不到咀嚼肌收缩;三叉神经运动纤维受刺激可出现咀嚼肌强直、牙关紧闭,可见于破伤风、脑炎、狂犬病、脑膜炎等。

5.面神经 观察静止时两侧额纹、眼裂、鼻唇沟及口角是否对称,注意在皱眉、闭眼、露齿、鼓腮、吹口哨时两侧面肌的活动情况。一侧面神经周围性面瘫可表现患侧额纹减少或消失、眼裂增大、鼻唇沟变浅、不能皱额、闭眼和露齿时口角歪向健侧;中枢性面神经麻痹时,只表现为病变对侧下部面肌麻痹,如口角歪斜、鼻唇沟变浅,而眼裂改变不明显。

6.耳蜗前庭神经 包括两种不同功能的感觉神经。检查听力可观察患儿对声音、语言和耳语的反应,较大儿童可用音叉鉴别是传导性耳聋还是神经性耳聋。检查前庭功能,可做旋转试验或冷水试验。年长儿可用转椅,婴幼儿可持其腋下平举旋转;冷水试验是在外耳道注冷水 2~4ml。正常儿做上述试验时可引发眼震;前庭神经或脑干病变时,不能引起眼震;前庭器官或前庭神经兴奋性增强时,眼震持续时间延长。前庭功能异常在小儿少见,当有阵发性眩晕、走路不稳、呕吐、迷路性眼震时应考虑。

7.舌咽神经、迷走神经 两者在解剖和功能上关系密切,常同时检查。当出现呛咳、吞咽困难、声音嘶哑、失音时,提示舌咽神经、迷走神经损伤,检查时可发现咽后壁感觉减退或消失。一侧舌咽神经、迷走神经麻痹时可见该侧软腭腭弓较低,悬雍垂偏向健侧,发"啊"音时,病侧软腭不能上提或运动减弱。在急性延髓病变导致舌咽神经、迷走神经及舌下神经麻痹时，出现急性延髓麻痹或称球麻痹，表现为咽反射消失，伴有呼吸循环功能障碍，多见于脑炎、脊髓炎、吉兰-巴雷综合征等。核上型延髓麻痹又称为假性延髓性麻痹，病变在大脑或脑干上段时，双侧锥体束受累，表现吞咽、软腭及舌的运动障碍及语言不清，但咽反射不消失，无舌肌萎缩，下颌反射亢进，一般无呼吸循环障碍。

8.副神经　主要支配斜方肌和胸锁乳突肌，主要观察有无斜颈、塌肩，胸锁乳突肌和斜方肌有无萎缩，也可通过转头、耸肩、举手过头等动作来判定。

9.舌下神经　支配同侧所有舌肌。患儿伸舌可观察舌静止时的位置，有无舌萎缩、肌束震颤、伸舌是否居中等。中枢性舌下神经麻痹时，伸舌偏向病灶对侧，周围性舌下神经麻痹时，伸舌舌尖偏向患侧，常伴舌肌萎缩和肌束震颤。

三、运动功能检查

正常运动由锥体系和锥体外系通过周围运动神经元来完成。前者负责完成有意识的自主运动，后者负责不自主运动，如维持肌张力、保持正常姿势、控制动作平衡、协调及精细运动。

1.肌容积　观察左右是否对称，应注意有无肌萎缩或肥大，肌肉萎缩多见于下运动神经元损伤，腓肠肌假性肥大多见于 Duchenne 型肌营养不良。

2.肌张力　在肢体肌肉放松的情况下将肢体的肘、腕、膝、踝等关节作伸屈被动运动感觉的阻力为肌力。正常时有一定阻力。肌张力减低见于下运动神经元瘫痪、小脑疾患、低血钾、深昏迷、严重的缺氧以及肌病等；阵发性肌张力低下见于家族性周期性麻痹、猝倒、癫痫失张力性发作；肌张力增高见于上运动神经元性瘫痪（折刀样肌张力增高）、锥体外系疾病（齿轮样强直）。大脑强直时肌张力明显增高、四肢强直、下肢伸直、上肢屈曲、头向后仰。生后 4 个月内的婴儿四肢屈肌张力可较高。

3.肌力　幼儿检查肌力应力求简单，令患儿由仰卧位站起以观察背肌、髋部及下肢近端肌力，让患儿用足尖或足跟行走以分别检查腓肠肌、比目鱼肌和胫前肌。年长儿可从四肢远端向近端逐一检查各关节的运动，注意肌肉运动的力量、幅度和速度，两侧对比。肌力的记录一般用 0～5 级分级法。0 级：完全瘫痪，肌肉无收缩；1 级：可见肌肉收缩但无关节运动；2 级：有主动运动，在床面运动但不能克服地心引力；3 级：有主动运动，且能对抗地心引力，但不能对抗人为阻力；4 级：能作抵抗阻力的运动，但力量稍弱；5 级：正常肌力。

4.共济运动　可观察婴幼儿玩玩具、取物、穿衣等动作的准确度、速度及平衡性。年长儿可做以下检查：

（1）指鼻试验：儿童与检查者对坐，令其用示指端触自己的鼻尖，然后指检查者的示指，再指自己的鼻尖，反复进行，观察是否准确。

（2）跟、膝、胫试验：儿童仰卧，抬高一腿，将足跟准确地落在对侧膝盖上，然后沿胫骨向下移动，观察动作是否准确。

（3）Romberg征：嘱儿童双足并立，双上肢向前平伸，先睁眼后闭眼各作一次，闭眼时出现身体摇摆或倾倒时为阳性。

（4）重复动作：令患儿做手掌轮替运动，或轻拍或对指。小脑性共济失调时出现动作快慢不一、不协调或笨拙缓慢。

5.不自主运动　观察有无不自主运动，包括痉挛、抽动、肌阵挛、震颤、舞蹈样运动、手足徐动、扭转痉挛、肌张力不全、肌纤维震颤等。

6.姿势和步态　姿势和步态为复杂的神经活动，与深感觉、肌张力、肌力以及小脑前庭功能有关。姿势包括立位、卧位和坐位。仰卧位呈蛙状姿势见于婴儿脊髓性肌萎缩症、肌病、维生素缺乏症和脊髓病变。仰卧时一侧下肢外旋、足尖向外是该侧瘫痪的体征。观察卧、坐、立、走的姿势是否正常，异常步态包括痉挛性偏瘫步态、剪刀样步态、慌张步态、蹒跚步态、"鸭步"等。

四、感觉功能检查

检查各种不同的感觉，并注意两侧对比。较大儿童尽可能地取得患儿合作，婴幼儿则难于准确判断，可根据患儿对刺激的反应进行估计。

1.浅感觉

（1）痛觉：用针尖轻刺皮肤，询问患儿有无痛感或根据患儿表情判断。

（2）触觉：用细棉条轻触皮肤，询问是否察觉以及敏感程度。

（3）温度觉：可用装有冷水或热水的试管测试。

2.深感觉

（1）位置觉：搬动患儿的指关节或趾关节，让其回答是否移动及移动的方向。

（2）震动觉：用音叉柄放在骨突起部，测试有无震动感。

3.皮质（综合）感觉　包括皮肤定位觉、图形觉、两点辨别觉。令患儿闭眼，用手辨别物体的大小、形状、轻重等。

五、神经反射

出生时即具有觅食、吸吮、吞咽、拥抱、握持等一些先天性（原始）反射和对强光、寒冷、疼痛等反应。其中吸吮、握持、拥抱等反射应随年龄增长而减弱,足月儿一般于生后 3~4 个月消失。在新生儿或小婴儿时期,如先天性(原始)反射不出现,或表现不对称,或 3~4 个月以上仍持续存在,均提示可能存在神经系统异常。

出生后 2 周左右出现第一个条件反射,抱起准备喂奶时出现吸吮动作;出生 2 个月开始逐渐形成与视、听、味、嗅、触觉等感觉相关的条件反射;3~4 个月开始出现兴奋性和抑制性条件反射。

新生儿和婴儿肌腱反射较弱,腹壁反射和提睾反射也不易引出,到 1 岁时才稳定。3~4 个月前婴儿肌张力较高,Kernig 征可阳性,2 岁以下婴幼儿 Babinski 征阳性(对称)亦可为生理现象。

1.吸吮反射　将干净的橡皮奶头或小指尖放入婴儿口内,引起婴儿口唇及舌的吸吮动作。此反射生后即有,4~7 个月消失。

2.觅食反射　轻触小婴儿口周皮肤,婴儿表现为头向刺激侧旋转、张口。正常婴儿生后即有,4~7 个月消失。

3.握持反射　用手指从尺侧进入婴儿手心,婴儿手指屈曲握住检查者的手指。此反射生后即有,2~3 个月后消失。

4.拥抱反射　婴儿仰卧,检查者拉婴儿双手使肩部略微离开检查台面(头并未离开台面),此时突然将手抽出可引出该反射,表现为上肢伸直、外展,然后上肢屈曲内收,呈拥抱状,有时伴啼哭。正常新生儿生后即有,4~5 个月后消失,6 个月持续存在为异常。

5.颈肢反射又称颈强直反射　婴儿取卧位,将其头转向一侧,此侧上肢伸直,对侧下肢屈曲。此反射生后即存在,2~3 个月消失。脑性瘫痪时反射增强且持续时间长。

6.交叉伸展反射　婴儿仰卧位,检查者握住婴儿一侧膝部使下肢伸直,按压或敲打此侧足底,可见另一侧下肢屈曲、内收,然后伸直,检查时应注意两侧是否对称。新生儿期有此反射,1 个月后减弱,6 个月后仍存在应视为异常。

7.安置反射　扶婴儿呈直立位,将一侧胫前缘和足背抵于桌面边缘,可见婴儿将下肢抬至桌面上。应注意两侧是否对称,出生时即有,6 周后消失。

8.踏步反射　扶婴儿腋下使其站立,躯体前倾,可引起自发踏步动作,新生儿期出现,3 个月后消失。若持续存在并出现两腿交叉、足尖落地、双下肢深肌张力增高、腱反射亢进,则提示脑性瘫痪。

9.降落伞反射　握持婴儿胸腹部呈俯卧悬空位,将婴儿突然向前下方移动,婴儿上肢伸开,手张开,似乎阻止下跌的动作。此反射生后 6~9 个月出现,终身存在。

六、脑膜刺激征

软脑膜炎症或各种原因引起的颅内压增高,均可因脊神经根和脑膜受刺激,引起相应肌肉反射性肌张力增强。

1.颈强直　患儿仰卧位,两腿伸直,轻轻托起头部向前屈,正常时无抵抗感,阳性则有颈部屈曲受阻,下颌不能抵胸部。

2.Kernig 征　患儿仰卧,检查者使其一侧下肢髋关节及膝关节均屈曲成直角,然后抬高其小腿,如有抵抗不能上举则为阳性。

3.Brudzinski 征　患儿仰卧,检查者以手托起枕部,将头前屈,此时若膝关节有屈曲动作则为阳性。

第二节　神经系统影像诊断技术

一、电子计算机断层扫描

1969 年由英国 Hounsfield 设计成功了电子计算机断层扫描(CT),1972 年正式问世后,首先应用于颅脑疾病的诊断,使神经放射学检查进入了一个崭新的阶段。

(一)基本原理

CT 是用高度准直的 X 线束围绕身体某部位作一个断面的扫描,扫描过程中由灵敏的、动态量程范围大的检测器记录下大量的衰减信息,再由快速的模/数转换器将模拟量转换成数字量,然后输入电子计算机,高速计算出该断层面上各点 X 线衰减数值,由这些数据组成矩阵图像,再由图像显示器将不同的数据用不同的灰度等级显示出来,这样横断面上的诸解剖结构就由电视显示器清晰地显示出来。

(二)检查方法

分为非增强检查(普通扫描)、增强检查(造影增强扫描)和特殊检查。非增强检查也称为平扫,急性脑损伤、脑萎缩、脑出血以及脑梗死等仅作平扫即可。

静脉注射含碘造影剂后第二次扫描,以增强组织结构和病变组织的密度对比,称为造影增强扫描。脑肿瘤、脑脓肿等占位病变和脑动脉瘤及动静脉畸形等宜选用造影增强扫描。

特殊检查包括薄层扫描、重叠扫描和脑池造影 CT 扫描。

（三）临床应用

1.颅脑外伤　CT不仅能迅速地判断血肿的位置、大小、范围以及数目，作出颅内血肿的诊断，并能在随访中根据密度变化，判断血肿从血凝块到液化再到残留囊腔的过程。

2.脑血管病　CT一般只能显示血管病所引起的后果（如出血和梗死），血管本身病变不易清楚显现。

3.颅内感染　脑炎时CT可阴性或无特异性所见，CT显示脑水肿或低密度改变时要结合临床做出分析。在脑膜炎伴有硬膜下积液或积脓时CT可见内板下新月形低密度区。结核性脑膜炎时CT可见基底池闭塞。

4.脑萎缩　大脑萎缩时CT可显示侧脑室普遍扩大，脑沟和脑表面蛛网膜下腔增宽；小脑萎缩时CT可见小脑延髓池扩大，四脑室扩大和小脑表面脑沟增宽。

5.脑积水　可分出交通性脑积水或阻塞性脑积水，阻塞性脑积水时多可查出脑室梗阻部位，并显示占位性病变。

6.脱髓鞘疾病　CT可显示脑室周围白质内孤立或多发圆形低密度区，后期可伴有脑萎缩。

7.神经皮肤综合征（Sturge-Weber综合征）　患者CT可见脑皮层迂曲带状钙化和脑皮层萎缩及一侧脑半球发育不良。结节性硬化患者CT可显示脑室多发结节及结节钙斑。

8.其他颅脑畸形　如胼胝体发育不全与透明隔缺如、脑穿通畸形、囊肿、脑膨出、蛛网膜囊肿以及Dandy-Walker综合征等均可通过普通CT检查显示。

9.颅内肿瘤　CT对肿瘤的定位诊断相当可靠，根据几个层面上所示病灶位置及脑室和脑池的改变多可确定。以横断层为基础，若辅以冠状及矢状面扫描或图像重建，可以观察冠状、矢状以及横断三维空间的所在位置，使肿瘤的定位诊断更趋准确。脑内肿瘤普通CT扫描常仅表现为脑水肿低密度区伴占位表现，确定诊断需依赖增强扫描。增强扫描不仅能提高肿瘤密度使之清楚显影，还能根据增强形式进一步显示病灶内部结构，有助于定性诊断。

10.脊髓和脊柱病变　CT可显示脊髓外伤，椎管造影后CT可显示椎管内肿瘤、脊柱先天性畸形、脊柱炎性疾病（包括脊髓炎、硬膜外脓肿以及蛛网膜炎）、椎管内血管畸形及椎管狭窄。

（四）螺旋CT

螺旋CT的扫描技术是采用螺旋连续式滑环扫描。扫描过程中，X线球管环绕病人作连续360°圆周运动，持续发射X线。同时扫描床以等速移动，探测器连续采集资料。

螺旋 CT 图像质量的大多数指标,如空间分辨率、密度分辨率,以及图像均匀性等,与现代非螺旋 CT 基本相同,但其有以下优点:

(1)由于螺旋 CT 扫描速度快,可避免呼吸运动引起的扫描遗漏;它还具有在选定位置及间隔上进行回顾性重叠重建盼能力,所以提高了病灶检出率。

(2)提高了病灶密度测量的准确性。

(3)由于扫描时间缩短,所以既减少了对比剂用量,又强化了增强效果。

(4)扫描时间缩短,对危重病人和只能短时保持的功能极限位的快速诊断更有意义。

(五)螺旋 CT 血管造影

螺旋 CT 血管造影是根据血液循环时间在靶血管内对比高峰期进行螺旋扫描、采集容积资料,然后通过影像后处理获得血管影像的方法。

螺旋 CT 血管造影的临床应用归纳为两类:①血管性病变的诊断;②肿瘤血供及与临近血管关系的评价。

螺旋 CT 血管造影与数字减影血管造影(DSA)相比较,方便、安全、无创伤,可同时显示扫描区域不同的血管及软组织。但由于外周靶血管内相对低的对比剂浓度,故对小血管的分辨率没有 DSA 的分辨率高。

二、磁共振成像学

磁共振成像学(MRI)是 20 世纪 80 年代继 CT 之后又一项新的影像诊断技术。MRI 在显示小儿畸形以及脱髓鞘疾病方面有独特价值,而对显示肿瘤、炎症以及血管性疾患方面也不比 CT 和 DSA 逊色,因此已成为小儿疾患可选择,有时甚至是首选检查方法。

(一)基本原理

MRI 是借助接收器探测人体组织内蕴藏量最丰富的氢原子,在磁共振过程中所发出的电磁波信号,从而测出其氢原子的浓度及其弛豫时间(T_1 和 T_2),作为成像的参数,通过电子计算机运算和处理,如同 CT 一样进行图像重建;通过波谱分析,还可了解组织器官及病变组织的代谢功能、生理和生化信息。

(二)检查方法

一次完整的 MRI 检查须同时采用 T_1 加权、T_2 加权和质子密度加权成像,根据横断面、矢状面或冠状面不同平面的图像以作出正确的诊断。

MRI 与 CT 比较,其优点为:①任意方位断层,如可取横轴位、矢状位以及冠状位;②组织对比度高(对白质疾病、水肿以及肿瘤显示较清晰);③无骨伪影;④脊髓可显示;⑤能显示神经核团。缺点在于:对钙化及骨病变的诊断较差。

(三)临床应用

1.颅脑肿瘤 MRI能较满意地显示肿瘤的内部结构,尤其是它所具有的三维成像特点,为手术方案的拟订、放疗计划的确定以及立体针吸活组织的入路选择提供了更多的信息,尤其适用于颅后窝和颅底附近疾患的检查。MRI可定出肿瘤的部位;根据肿瘤信号强度初步作出组织来源的定性诊断;根据肿瘤边缘是否清楚、规则作出良恶性初步诊断;能清晰地显示肿瘤血供及其与颅内大血管的关系。在常规MRI检查之后行GdDTPA增强MRI扫描,可提高平扫阴性颅内肿瘤的显示率,对于平扫已显示的脑肿瘤,增强扫描也有助于明确肿瘤的边缘,并帮助作定性诊断。

2.脑血管疾病 脑血管疾病包括脑梗死、脑出血、静脉窦血栓形成、颅内动脉瘤、脑血管畸形以及基底异常血管网症。对于前3种疾病,MRI的长处主要是基于其多参数成像,即同一被检层面可得到3幅MRI图像,分别揭示了血肿内部T_1、质子密度以及T_2的变化。对于后3种疾病,MRI的优点主要取决于它在不使用造影剂情况下可满意地显示血管及其内部结构,可做多方向切层以及去骨作用。而MRI对于烟雾病的显示是CT所不能比拟的。

3.脑变性病和脑白质病 一些脑变性病和脑白质病MRI具有特征性的表现如肾上腺白质脑病、多发性硬化以及中心性脑桥髓鞘溶解等,MRI不仅能诊断这些疾患,而且对疾病的程度也作出判断,并可随访观察疗效。但不少脑变性病和脑白质病尚缺乏较特异性MRI表现,它们的诊断主要根据临床表现与实验室检查结果。

4.颅内感染性疾病 有些脑部炎症如硬脑膜下积脓、脑囊虫、单纯疱疹病毒性脑炎以及少数真菌感染,诊断主要依靠MRI所见。但是,许多脑部炎症其MRI所见与CT所见一样,缺乏诊断特异性,MRI只是在显示病变大小、范围、数目、病变内部结构以及病变与邻近结构关系方面比CT向前迈进了一大步。

5.先天性颅脑发育不全 与其他检查方法比较,MRI以安全、无损伤以及行之有效而著称。其中DandyWalker因MRI可作任意方向的切层,有利于显示小脑的异常改变并明确其与第4脑室的关系。胼胝体发育不全在矢状切面检查,显示最为真切。Huntington舞蹈病显示尾状核萎缩。Wilson病显示对称性豆状核和丘脑异常。

6.颅脑损伤 MRI检查时间较长,病情重笃者不宜接受此项检查,一些躁动的外伤病人,在检查前务必使用药物以使病人安静,以完成检查。另外,头部有金属异物者不能作 MRI 扫描。

7.脊柱和脊髓疾病　MRI 以高软组织分辨能力和矢状面的使用更为重要。MRI 能清晰地观察各处椎体、椎间盘的髓核和纤维软骨环,以及其他附件、前后纵韧带等影像,可直接显示脊柱先天性畸形、椎间盘病变、椎管狭窄、脊柱炎性疾病(包括脊髓炎、硬膜外脓肿、蛛网膜炎以及类风湿性关节炎)、椎管肿瘤以及椎管内血管畸形,此外,MRI 还应用于脊柱外伤的诊断。

8.骨骼肌肉系统疾病　MRI 能明确地显示骨骼、肌肉病灶的部位和范围,对进行性肌萎缩、肌炎、萎缩性肌强直,以及其他包括代谢性在内的肌病均可显示受累肌群的某些特征性信号,从而进行诊断和鉴别诊断。

(四)磁共振血管造影(MRA)

MRA 的应用可大大地提高脑血管病变的诊断能力。MRA 技术可分为二维和三维两种方式,二维 MRA 对慢血流(如静脉)的病变检查最佳,三维能够提供较薄的层厚和较高的空间分辨率,且由于回波时间短,可减少造成对狭窄过度估计的伪影。

儿童期 MRA 的应用主要为颅内血管性病变的诊断,与 DSA 相比,它的长处在于无损伤性,可作为首选方法。

三、数字减影血管造影

(一)基本原理

数字减影血管造影(DSA)基本原理是将受检部位注入造影剂和注入造影剂后(血管造影)X 线荧光图像,分别经影像增强器增益后用高分辨率电视摄影管作矩阵化扫描,形成由像素组成的视频图像,进而将视频信息经过对数增幅和模/数转换为不同值的数字,即通过数字化形成数字图像并分别存储起来,然后输入电子计算器处理并使两者之数字信息相减,所获得的不同数值的差值信号,再经对比度增强和数/模转换成不同灰阶度的模拟减影图像予以显示。

(二)造影方法

DSA 造影方法分为静脉法和动脉法。凡是经浅静脉穿刺途径置入导管或套管针注射造影剂行 DSA 检查者,皆称之静脉 DSA(IVDSA)。凡是经动脉穿刺插管注射造影剂行 DSA 检查者,称为动脉 DSA(IADSA)。

脑血管 DSA 造影方法:脑的动脉血液分别由颈内动脉和锁骨下动脉的椎动脉供给,进行血管造影的路径主要为股动脉,经股动脉可行全脑 DSA。

(三)临床应用

1.*颅内动脉瘤*　诊断颅内动脉瘤主要依靠脑血管 DSA。造影可显示动脉位置、大小、数目、形状和脑血循环情况,还可判断手术效果。造影诊断的准确性可达89%～95%。

2.*脑血管畸形*　其中包括脑动静脉畸形(AVM)、脑海绵状血管瘤(CA)、脑静脉畸形(VM)以及 Galen 静脉动脉瘤样畸形(VGAM)。DSA 目的是观察畸形的部位、大小、形态、供血动脉、引流静脉、窃血现象及正常脑组织的血供情况等,为诊断、治疗及预后提供依据。

3.*颈内动脉海绵窦瘘(CCF)*　不管何种 CCF,脑 DSA 是诊断 CCF 的最可靠的检查方法。可了解瘘口的部位和大小、侧支循环建立情况、颈外动脉供血情况、静脉引流方向、是否自行闭塞,以及其他脑底动脉变异或异常情况。

4.*脑膜动静脉瘘*　全面的选择性脑血管 DSA 是目前确诊本病的唯一检查手段。检查中应注意瘘口类型、瘘口位置、供血动脉、引流静脉及动静脉分流情况。

5.*烟雾脑病*　DSA 是诊断本病的唯一方法。宜行全脑血管 DSA 及分选颈内、外动脉,便于观察动脉狭窄、闭塞、异常血管网、细小侧支循环及并发动脉瘤。

6.*脑静脉血栓形成*　脑血管造影是诊断本症的重要方法,尤其是 DSA 技术,使脑血管影像显示得更清晰,减少漏诊和误诊。全脑血管 DSA 对静脉窦闭塞的部位和阻塞程度的诊断率可达75%～100%。

7.*颅内肿瘤*　颅内肿瘤常引起脑血管的位置、形态、供血方式以及脑血循环的变化,颅内肿瘤可依脑血管 DSA 的变化,进行定位及定量诊断。某些颅内肿瘤血循环较为丰富,脑血管 DSA 可显示其供血动脉和瘤内血管。根据供血动脉形态及来源、瘤内血管形态和病理循环特点以及邻近脑血管移位情况等,可能作出病理诊断。

8.*颅脑损伤*　目前使用 CT 检查对颅脑损伤诊断的准确性已相当高,而且对患者无损伤,因此脑血管 DSA 已很少应用于颅脑损伤。

四、头颅 B 超检查

(一)诊断原理

超声诊断是由超声探头把电转换成声波,发射出高频的超声束穿透体表,在组织中传播并产生反射、透射、折射、散射及衍射等;接收探头把这些反映组织特性的回波再转换成电信息,通过一系列放大、检波使显像管显示超声图像,或经计算程序得到各种超声系数。

（二）检查方法

显示技术分为 A 超、B 超以及多普勒血流测定。在儿童期,应用技术比较成熟的是头颅 B 超检查。头颅 B 超是以前囟为透声窗,通过超声诊断原理将颅内信息展现在示波屏上。

（三）临床应用

1.颅内出血　B 超可有助于诊断脑室内出血,而对硬脑膜下出血、蛛网膜下腔出血以及小脑内出血等分辨力较差。

2.新生儿缺血性缺氧性脑病　B 超能分辨缺氧性改变,能很好诊断脑室周围白质软化等其他脑实质改变。

3.颅内病变的转归及后遗改变的随访　B 超能反映脑积水、囊腔形成以及室管膜下囊肿形成等改变,但不能仅根据影像学改变判断病变性质。

五、放射性核素显像检查

放射性核素显像包括脑血流灌注显像、脑代谢显像、神经受体显像、脑显像、脑血管造影及脑脊液显像。显像设备为发射型计算机断层者,还可分为单光子发射计算机断层(SPECT)及正电子发射计算机断层(PET)两种。

（一）脑血流灌注显像原理和应用

1.原理脑血　流显像是将能通过血脑屏障的放射性药物注入血液后,SPECT采集数据探头围绕头部旋转采集图像,然后经计算机程序,重建图像,处理成横断面、冠状面及矢状面的多层断面图像。应用计算机软件"感兴趣区"技术,可取得各个局部的放射性计数,进行半定量比较双侧各相应部位的局部脑血流量。根据一定的生理数学模型,可计算出各个部位的脑血流量和全脑的平均血流量。

2.应用　可用于癫痫、偏头痛、脑瘤术后或放疗后复发的诊断、脑血管疾病以及痴呆等。

（二）脑代谢显像原理和应用

1.原理　应用^{18}F-FDG 进行 PET 显像,利用它有一段时间滞留在脑内,可以获得其在脑内放射性分布图像,通过生理数学模型,可计算局部和全脑葡萄糖代谢率。

2.应用　用于癫痫的检出和定位,锥体外系疾病及痴呆的诊断。

（三）神经受体显像原理和应用

1.原理　制备高亲和力、高比活度的标记配体作为显像剂,将其经静脉注入进入脑组织后,与神经受体结合,用 PET 或 SPECT 显像,获得神经受体的解剖分布图像,借助房室模型可估算显像剂与受体的结合密度,结合解离常数,用以反映受体的数量和受体的活性。

2.应用　可分为多巴胺受体显像、乙酰胆碱受体显像以及阿片受体显像。

(四)脑显像原理和应用

1.原理　生理条件下,由于存在血脑屏障功能,血液中许多物质包括一些放射性药物,不能进入脑细胞,当脑部有病变时,因血脑屏障功能损害,则局部出现放射性聚集,据此对图像进行分析可作出诊断。

2.应用　可应用于脑瘤、硬脑膜下血肿以及炎症的诊断。目前只是用于无法进行 CT 或 MRI 的情况,或在进行上述两项检查后,尚需进行补充观察时,才采用本法。

(五)脑血管造影

1.原理　静脉内"弹丸"式注射^{99m}Tc 淋洗液后,立即启动 γ 照相机,在头颈部位连续采集图像,即可获得显像剂通过颈部及颅内血管的连续动态图像,分析在各血管内充盈的形态、通过的时相以及血流动力学变化等,作出病变的判断。

2.应用　用于诊断各种脑血管畸形和脑死亡。但本方法所显示的血管畸形的图像,远不及 DSA 脑血管造影。

(六)脑池、脑室及脊髓蛛网膜下腔显像原理和方法

1.原理　将无刺激性和不参与代谢的水溶性显像剂,注入蛛网膜下腔,用 γ 照相机连续显示其随脑脊液运行及分布的空间和时间影像,根据显像剂到达各空间的时间、消退的速度及各脑池的形态和脑室是否显像,分析判断有无异常及病变的部位与性质。

2.应用　交通性脑积水和阻塞性脑积水、脑脊液鼻漏及耳漏、脑穿通畸形以及脑脊液分流术后。

第三节　神经电生理技术

一、脑电图

脑电图(EEC)描记法是应用电子放大技术将脑部自发的生物电流活动放大100 万倍,通过头皮上两点间的电位差,或者头皮和无关电极值的电位差描记出脑波图线,临床上称为脑电图。

（一）原理

脑电图所见的节律性电活动是发生于大脑皮质锥体细胞,经过突触后传送,它实际是代表着突触后电位,而不是从轴突传出的电位。脑电图上的曲线并不代表几个神经细胞所发放的电流,而是大脑某一区域内许多神经元在一定生理生化代谢情况下的同步化电位。由于大脑各区情况不同,同步的神经元数目也有差别,所以作为脑电活动信号的波率及波幅等也就不一致。

（二）脑波的成分及分布

1.α波　频率在 $8\sim13\mathrm{Hz}$,绝大多数正常人在 $9\sim10\mathrm{Hz}$,波幅在 $10\sim100\mu\mathrm{V}$,平均 $50\mu\mathrm{V}$ 的正弦形节律。主要见于枕顶区,为年长儿及正常成人的基本节律。α波在清醒安静闭目时即出现,睁眼、注意及思考问题时消失。

2.β波　频率在 $14\sim30\mathrm{Hz}$,波幅 $5\sim20\mu\mathrm{V}$,不超过 $50\mu\mathrm{V}$,主要在额中央区。注意、情绪紧张或服用安眠药时可增多。

3.θ波　频率在 $4\sim7\mathrm{Hz}$,波幅 $20\sim40\mu\mathrm{V}$,见于顶区及额颞区。

4.δ波　频率在 $4\mathrm{Hz}$ 以下,波幅 $10\sim200\mu\mathrm{V}$。

θ波与δ波均属于慢波,在正常人见于婴儿至幼儿,以及成年人的睡眠期间。在病理状态下,局限性慢波出现于局限性癫痫、脑肿瘤、脑脓肿、脑外伤性血肿和伴有软化灶的脑血管病等,有定位诊断价值。弥漫性慢活动见于某些感染、中毒、低血糖、颅内压增高和各种原因引起的昏迷等。

5.κ节律　在进行思维活动时,有时于额颞部出现一种 $6\sim12\mathrm{Hz},10\sim40\mu\mathrm{V}$ 的节律,开眼一般不抑制。

6.λ波　在枕区出现的 $3\sim5\mathrm{Hz},10\sim40\mu\mathrm{V}$ 正相尖波,常为注视所诱发。

7.μ节律　在中央区出现的 $7\sim11\mathrm{Hz}$ 的节律,常为弧形,与希腊字母的 μ 相似,见于 $3\%\sim13\%$ 正常人,常被握拳所抑制,开眼时不消失。

8.顶尖波　主要是负相尖波,在顶区最明显,常见于浅睡期。

9.σ节律　又称睡梭或睡波,为约 $14\mathrm{Hz}$ 的节律,常发生于中睡期。

10.κ复合波　是由顶尖波和σ节律组成的复合波,可在睡眠中自发性出现或被突然的声音刺激诱发出现。

11.棘波　呈快速上升和下降,周期为 $20\sim70\mathrm{ms}$,多为负性。棘波是大脑皮层神经细胞过度兴奋的表现,见于各种类型癫痫,多棘波见于肌阵挛性发作。

12.尖波　是周期为 $70\sim200\mathrm{ms}$ 的三角形波,与背景脑电图有区别,出现于各种类型癫痫,三相尖波见于肝性昏迷。

13.棘慢综合波　是由 1 个棘波和 1 个慢波组成的复合波,棘波周期短于

770ms,慢波的周期在 200～500ms 之间,出现于局限性癫痫。两侧对称同步 3Hz 持续的有规律的棘慢节律见于失神发作。

14.多棘慢波　由 2 个/2 个以上的棘波和 1 个慢波组成的复合波,见于肌阵挛性发作。

15.尖慢综合波　由 1 个尖波和 1 个慢波组成,尖波的周期在 70～200ms 之间,慢波周期在 500～1000ms 之间,出现于各种类型癫痫。

16.高度失律　为不规则的高波幅慢活动,杂以棘波和尖波,一般不会形成典型的复合波,呈发作性或游走性,见于婴儿痉挛。

17.懒波　一侧大脑半球有病变时,在病侧可出现 α 波减弱或消失,以及 β 波和睡眠波的减弱或消失。

18.平坦活动　各种频率的电活动有不同程度的抑制,为大脑严重损害或各种原因引起的极度昏迷病人的脑波。

19.爆发性抑制活动　即在平坦活动背景上,突然出现高波幅慢活动,可合并尖波,是大脑皮层和皮层下广泛损害的表现,见于婴儿痉挛、恶性胶质瘤、脑炎极期或麻醉过深。

(三)分析脑电图的参数
包括频率、波幅、波形、位相及调节与调幅。

1.频率　一个波从它离开基线到返回基线所需的时间称周期,用毫秒(ms)表示。每秒出现的周波数称频率(用 Hz 表示)。

2.波幅　一个波由波峰至基线的距离称波幅,用微伏(μV)表示。脑电图的波幅,常以枕部描记出来的那些基本节律的波高度为标准。将 25μV 以内称低波幅;25～75(或 50)μV 为中波幅;75 或(50)～100μV 为高波幅;150μV 以上为极高波幅。

3.波形　脑波可由频率、波幅以及电位改变等因素形成各种波形,如棘波、尖波和尖慢波等。

4.位相　一个波由基线偏转可产生"位相"。向上偏转的为负相波,向下偏转的为正相波,一个波由基线先向一侧偏转而后向另一侧偏转称为双相波,一个波由基线反复向两侧偏转多次称为多相波。

5.调节与调幅　调节指脑波的基本频率出现的规律性与稳定性,在同一部位基本频率是稳定的。调幅系指脑波基本频率的波幅变化的规律性,正常时波幅有规律地由低渐高,又由高渐低,如纺锤状,此称调幅现象。

（四）儿童正常脑电图

1.安静时脑电图

（1）新生儿期：以低波幅 δ 活动和 $20\sim50\mu V$ 的 θ 活动及散在性低波幅的 α 波和 β 波为特征。

（2）婴儿期：特征为频率 $2\sim6Hz$，波幅 $20\sim50\mu V$ 的慢活动。背景活动表现为基线不稳。6 个月以前以 δ 活动占优势，半岁以后 θ 活动为主。此期 α 波和 β 波很少，常散在性或短程出现。

（3）幼儿期：特点是 $30\sim60\mu V$ 的 θ 活动，背景活动表现为基线不稳。1 岁半以前以 O 活动占优势，1 岁半岁以后有 13% 以 α 活动占主导。此期 β 活动仍很少。

（4）学龄前期：特征为 $7\sim10Hz$ 波幅 $40\sim120\mu V$ 的 θ 活动，背景活动表现为基线不稳。多数（88%）以 α 活动占优势，少数（12%）以 $7\sim8Hz$ θ 活动为主。

（5）儿童期：以 $8\sim11Hz$，$40\sim120\mu V$ 的 α 活动占优势，背景活动表现为基线不稳或欠稳各占一半左右。

（6）青少年期：以 $9\sim12Hz$，$20\sim100\mu V$ 的 α 节律占优势，2/3 表现为背景活动基线欠稳。

2.睡眠脑电图 睡眠时脑电图改变很大，但有一定规律性，一般把睡眠过程分为下列四期：

（1）思睡期：开始 α 节律波幅增高，区域扩大，然后 α 节律减少，频率变慢，波幅减低，常短阵或成对出现。低波幅 β 活动和 θ 活动增多。α 波成对出现为此期特点，外界刺激可使 α 节律再现。

（2）浅睡期：α 节律逐渐消失，出现低波幅 $4\sim7Hz$ θ 活动和高波幅尖波，后者通常在顶区明显，称顶尖波，为此期特点。外界刺激可重现 α 节律。

（3）中睡期：慢活动增多，波幅增高而频率进一步减低，自 $1\sim6Hz$ 不等，常出现约 $14Hz$ 的 δ 节律，为此期特点。突然的声音刺激可引发 κ 复合波。

（4）深睡期：δ 节律和 κ 复合波减少至消失。$1\sim2Hz$ 高波幅 δ 活动逐渐增加而占优势。极度深睡时持续出现弥漫性 $0.5\sim1Hz$ 的高波幅 δ 活动。在儿童思睡期或被叫醒时，可呈现持续性或阵发性高波幅慢活动。大脑半球有病变时，在病变部位睡眠波（顶尖波、δ 节律或 κ 复合波）可减弱或消失。在药物睡眠时，除慢活动外，还重叠有很多快活动。在昏迷时只有不同程度的慢活动，而不出现睡眠波。

（五）儿童异常脑电图

对儿童脑电图异常的判断较成人困难，需要熟悉儿童各年龄期的脑电图特点。如果某一儿童的脑电图不符合或有异于该年龄组别的脑电图式样，为异常脑电图，提示该儿童的大脑发育出现障碍,或大脑受到某些疾病的损害。2岁以后很多每秒4～6周波慢波,6岁以后有中量每秒4～7周波慢活动均属不正常。出现棘波、尖波、病理复合波或高度失律,以及爆发性抑制活动或平坦活动,局限性高幅快波或慢波以及经常不对称,则不论任何年龄组均应视为异常。

(六)临床应用

脑电图检查对癫痫、颅内占位性病变以及中枢神经系统感染性疾病等阳性率高达80%～90%。脑电图也常用于脑外伤、脑血管疾病或躯体性疾病引起中枢神经系统功能失调或损害的检查。根据异常脑电波出现是弥漫性还是局限性,可判断病变的范围,如系局限性的异常则有定位诊断的作用。病变部位可出现局灶性δ波。

脑电图检查时常规使用一些诱发方法,使不明显的异常电活动诱发出来,如视反应、过度换气以及闪光刺激等,还可做睡眠诱发及药物诱发试验等。

另外,还可加用特殊电极引导出某部位的异常脑波,如鼻咽电极、蝶骨电极、枕下电极、皮层电极以及深部电极等。近年还开展了24小时动态监测脑电图和视屏同步监测脑电图,使异常脑电波发现率明显增高。

动态脑电图是脑电图的一个重要分支,与常规脑电图相比,动态脑电图有以下特点:①导联组合不能随意变换,一般动态脑电图以时间/事件为记录目的,采用24小时导联不变的记录方式;②记录脑电图信息不等,常规脑电图仅记录20～30分钟的包括额、中央、顶、枕及颞五个部位的脑电活动,动态脑电图可记录24小时脑电活动,信息量相当于普通脑电图的46～71倍;③记录状态不同常规脑电图通常在静息状态描记,而动态脑电图可记录静息、活动、立、卧、坐等不同体位不同状态下的随意脑电图。

动态脑电图在儿科的适应证:①监测正常人群中异常脑电活动情况,及早发现潜在病灶;②用于癫痫诊断和脑电图鉴别及分型;③用于昏迷病人及危重病人的实时脑电监测;④各种器质性病变严重程度及危险性估计;⑤麻醉的保护;⑥晕厥等不明原因的发作性疾患的病因诊断。

动态脑电图只能记录脑电图的表现,而病人的临床症状医生很难观察到,视频脑电在临床实时记录病人发作期或发作间期的脑电活动及体态活动,为医生提供最为直接、准确的诊断依据,是一非常重要的神经诊断技术。

视频脑电图在儿科的适应证:①可疑癫痫病人的确诊。对多数病人,常规脑电图已能提供足够的脑电活动信息,但约20%的病人在临床上没有明显的发作,通过实时脑电图记录,对癫痫类型的判定和癫痫分类,尤其对全身性癫痫棘波灶的起源和定位提供了前所未有的有利依据。②癫痫的鉴别诊断。一些非癫痫发作疾病（如屏气发作、晕厥、睡眠障碍及心因性疾患等）被错误诊断为癫痫的发作性疾患，依靠视频脑电图在临床发作期的敏感性和特异性，可得到鉴别。③难治性癫痫术前定位。可有助于局灶性难治性癫痫的致痫灶的定位，通过临床表现、影像学、功能性检查尤其是视频脑电图发现的病灶进行联合定位，对手术切除癫痫灶提供可靠信息。④新生儿和婴儿期特异行为的识别。惊跳及呼吸不规则等新生儿和婴儿期特有的行为有时被误认为癫痫样发作，可经实时脑电监控得到识别。⑤儿童癫痫综合征的分类。大田原综合征及 West 综合征等经常规脑电图如未能发现特异性脑电变化的，可经视频脑电描记，结合同时记录的临床发作而得以及早诊断。

二、肌 电 图

肌电图（EMG）检查是记录神经肌肉的生物电活动，借以判定神经肌肉所处的功能状态，从而有助于诊断运动神经以及肌肉疾患的诊断。

肌电图检查包括刺激神经肌肉诱发电位（神经传导速度及神经重复电刺激等）和直接记录肌电位（肌电图）。

（一）神经传导生理学基础及检查方法

1.生理学基础　当电刺激神经时，冲动沿运动、感觉或混合神经传播。评价神经传导特征取决于对复合肌肉动作电位（CMAP）以及感觉神经动作电位（SNAP）的分析。对于运动纤维，是测定电刺激神经时获得的肌肉动作电位；而对于感觉纤维，是测定电刺激神经末梢或神经干时所获得的神经电位。在神经传导检测技术中，电刺激的方法应用得最多。

2.检查方法

（1）运动传导检测：支配躯体肌肉的任何周围神经，其运动轴突的功能可通过运动传导检测进行评价，但前提是神经能够被刺激，且可从该神经支配的肌肉记录到电反应。在运动传导检测中，最常运用的神经，在上肢为正中神经和尺神经，在下肢为胫神经和腓神经。

刺激这些神经，与刺激部位远侧该神经支配的肌肉，即可诱发电反应即 CMAP，也就是 M 波，它是在记录电极区域该神经支配的肌纤维电活动的总和。

（2）感觉传导检测：感觉传导的检测主要有两种方法，即顺向和逆向感觉神经传导。不同方法的选择取决于所检测的神经。习惯上检测正中神经和尺神经时采用顺向法，而其他神经则采用逆向法。

神经传导速度减慢主要见于周围神经疾患，肌源性疾患时传导速度在正常范围。一般认为感觉传导速度较运动传导速度敏感,周围神经疾患在临床神经症状的出现前即可出现感觉传导速度改变。

(3)诱发反应各参数:包括①潜伏期;②传导时间;③传导速度;④波幅;⑤波形和时限;⑥面积;⑦衰减;⑧离散度。

(二)神经的重复电位刺激

神经的重复电位是指对神经施加不同频率的电刺激,在支配的肌肉记录诱发电位,可根据其幅度的改变来判定神经肌肉接头的功能。在重症肌无力患者,振幅递减 10% 以上。

(三)肌电图

记录神经肌肉电活动有细胞内记录和细胞外记录两种,临床上多使用针电极由细胞外记录。

1.正常肌电位　包括:①插入电位和电静息;②轻收缩时的肌电图。

2.异常肌电位

(1)针极插入及肌肉放松时:①插入电位延长,常见于神经源性疾病或肌肉本身病变;②肌强直电位和肌强直样电位,前者见于肌强直肌营养不良及少数神经源性疾病(周围神经外伤及运动神经元病),后者见于脊髓前角灰质炎、运动神经元病以及多发性肌炎;③纤颤电位:见于神经源性疾患和多发性肌炎;④正锐波:多见于运动神经元性疾患;⑤束颤电位:多见于脊髓前角细胞及神经根病变。

(2)轻收缩时:①运动单位电位时限和电压改变;②多相电位增多,多见于肌源性病变或神经再生。

(3)大力收缩时:①完全无运动单位电位:见于严重神经肌肉疾患及癔症性瘫痪;②单纯相:见于严重周围神经肌肉疾患瘫痪;③混合相:见于中度周围神经性瘫痪;④病理性干扰相,见于肌源性疾病。

(四)临床应用

对所有肌无力患者,肌电图有助于判断。

1.肌肉病变属于神经源性损害还是肌源性损害　肌病的肌电图的特点为短时限、低波幅、间隙宽以及出现病理干扰相。神经源性疾病时出现纤颤电位及束颤电位,多相电位增加,运动单位时限延长,运动传导速度(MCV)正常,感觉传导速度(SCV)正常或稍有减慢。

2.若是神经源性疾患,判断神经源性损害的部位　如病损仅累及神经的远端,传导速度异常只出现在远端,弥散性损害整个神经时,则神经的各个阶段传导速度均可减慢。

3.神经的损伤程度　少数神经纤维的病损,并不影响 MCV,如损伤达 1/3 以上时,MCV 可出现改变。

4.病变是活动性还是慢性　如脱髓鞘改变,MCV 和 SCV 明显减慢,波幅下降。

5.强直性肌营养不良患者肌电图　可提供肌强直及其分类的诊断和鉴别诊断依据。

三、视觉和听觉诱发电位

脑诱发电位又称平均诱发电位,简称诱发电位(EP)。

按感觉刺激形式分类,又可以分为:

(1)听觉诱发电位(AEP)。

(2)视觉诱发电位(VEP)。

(3)体感诱发电位(SEP)。

(4)嗅觉诱发电位(OEP)。

(5)味觉诱发电位(GEP)。

目前,临床上应用的刺激只限于听觉、视觉及体感三种感觉系统。嗅觉、味觉和前庭脊髓等感觉系统,目前还不能用于临床。

(一)视觉诱发电位

视觉诱发电位(BVEP)是指给予视觉刺激时,在头部记录到由视觉通路所产生的电位变化。其传入途径为:视网膜感受器→视神经→视交叉→视束→外侧膝状体→视放射和枕叶视区。

1.方法及评价

(1)正常 BVEP 及生理意义:皮层视觉诱发电位是一种采用闪光或图形变换等光刺激,在枕皮质或相应的头颅表面记录到的诱发电反应。

(2)视觉刺激方法:有图形刺激和非图形刺激(闪光刺激)。全视野图形翻转刺激诱发电位是判断视神经功能的最佳检查法。闪光 VEP 主要用于模式翻转光刺激检查不能合作的患儿。记录电极置 O_1、O_2、T_5 及 T_6;参考电极置 C_z 及 P_z;地极置 F_z 及 F_{pz}。检查在半透明的隔音屏蔽室内进行,受检者坐于椅上,清醒放松状态下描记。

(3)观察指标:包括①基本波型;②潜伏期;③波幅。

(4)测定结果的分析:诱发电位的波形分别被命名为Ⅰ、Ⅱ、Ⅲ、Ⅳ、Ⅴ和Ⅵ。对正常恒定出现的波形Ⅰ～Ⅵ进行分析,测出各波潜伏期和波幅。

(5)异常判定的标准:P波形状异常,波幅低,两半球波幅形状显著不对称或表现为未成熟反应。

2.临床应用

(1)眼科疾病:利用BVEP测试可提示有无视力损害,也可发现弱视,此时可见波幅降低甚至P1潜伏期延长。

(2)球后视神经炎时波形消失或患侧波幅显著降低,并随病情恢复而好转。

(3)肿瘤:颅内肿瘤压迫视神经通路的可引起全视野和半视野刺激下BVEP异常,其中以垂体瘤和颅咽管瘤多见。

(4)脱髓鞘性疾病:多发性硬化以及视神经脊髓炎疾病由于病变累及视神经出现BVEP异常。遗传性神经系统疾病,如遗传性小脑共济失调及遗传性痉挛性截瘫等均可累及视神经或脑部弥漫性病变引起BVEP异常。

(5)昏迷:昏迷时潜伏期延迟到约100ms,反应大为简单化,只有2～3个波,没有后节律,只有枕和颅顶之间有反应,头顶和额导联无反应。当病人昏迷有好转,反应有向额部扩散倾向,变得复杂,潜伏期缩短。

(6)高危新生儿脑损伤诊断:①新生儿脑室周围白质软化预后的评价(因通过脑室周围白质可因缺氧缺血性脑病而受累,使BVEP异常);②低出生体重儿凡有BVEP不对称、未成熟反应P波形状异常者,以后CT多证实有脑室周围白质软化;③有呼吸窘迫的早产儿可有BVEP-过性波幅低、潜伏期延长以及与病情严重度成正比;④异常BVEP在早产儿较多见,如在胎龄42～44周以上新生儿持续存在,则多提示预后不良。

(二)听觉诱发电位

听觉诱发电位(BAEP)是指给予听觉刺激时,在头部记录到由听觉通路所产生的电位变化。其传入途径为:螺旋神经节→蜗神经核→上橄榄核→外侧丘系→下叠体→内侧膝状体→听放射。

1.方法及评价

(1)正常BAEP及生理意义:听觉系统在接受声刺激后,从耳蜗细胞起至各级中枢都有相应的电活动统称听觉诱发电位。在声刺激后的10ms内,可在头皮上记录到一串特征性的7个连续的正波,并以罗马字母波Ⅰ—Ⅶ依次命名。

(2)检测方法:采用持续时间较短的"喀呖"声,通过耳机单耳连续刺激,刺激频率10～15C/S,持续时间0～1ms,对侧施以中等量的噪声掩蔽。刺激声强为50～80dB不等。按国际10/20系统法,记录电极置Cz点,参考电极A_1和A_2,前额部Fz接地。BAEP电位小,故需用低噪声、高灵敏度的放大器,在隔音室内进行。

(3)测定结果的分析:测定结果的分析,主要对Ⅰ、Ⅲ、Ⅴ波的状态进行分析。①Ⅰ波的峰潜伏期;②Ⅲ波的潜伏期;③Ⅴ波的潜伏期;④Ⅰ~Ⅲ波峰间潜伏期;⑤Ⅲ~Ⅴ波峰间潜伏期;⑥Ⅰ~Ⅴ波峰间潜伏期;⑦Ⅰ波波幅;⑧Ⅴ波波幅;⑨Ⅴ/Ⅰ波波幅比。

(4)异常判定的标准:①各波消失或波幅降低;②各波及波间潜伏期延长;③Ⅰ~Ⅴ波峰间潜伏期的延长;④Ⅴ/Ⅰ波波幅比异常低下;⑤两耳Ⅰ~Ⅴ波峰间潜伏期差增加。

2.临床应用

(1)听力检查:检查受试者的听力是否健全,对听觉功能异常进行定位,鉴别耳蜗和蜗后病变。

(2)脑干脑血管病变:BAEP改变与病灶部位、性质以及严重程度有关,以脑桥病变异常率较高,BAEP主要表现为Ⅲ~Ⅴ波异常或消失。

(3)新生儿高胆红素血症:BAEP可早期发现高胆红素所致神经损伤,早期损伤表现为BAEP反应阈升高或Ⅰ~Ⅴ波峰间潜伏期延长,损伤多为可逆性,随访其变化对判断预后有意义。

(4)HIE预后判断:BAEP在预测窒息新生儿远期预后方面有重要价值,凡显示中枢性BAEP异常,尤其是Ⅴ波异常者,常会遗留永久性神经功能障碍。

(5)细菌性脑膜炎:婴幼儿患化脓性脑膜炎后,约1/3合并听力损害,大多数患者为可逆性损害。故对患者进行BAEP检测,可了解听力损害的性质并对预后做出判断。

(6)昏迷及脑死亡:BAEP很少受药物中毒或代谢异常等因素影响,故对昏迷病因(药物中毒或脑干器质性病变)的鉴别有一定价值,对昏迷病人的预后判断也有一定价值,BAEP Ⅲ或Ⅳ、Ⅴ波缺失,提示预后不佳。

脑死亡的病人BAEP多数表现Ⅰ~Ⅴ波各波均消失,约1/3的病例仅出现Ⅰ、Ⅱ波。上述改变结合临床及其他生理指标,可作出脑死亡诊断。

(7)颅内肿瘤:颅内肿瘤压迫听觉传导通路上的任何一段均可引起BAEP的异常,多见的是听神经瘤及脑干肿瘤。

(8)脱髓鞘病变:如多发性硬化和弥散性轴周性脑炎等均可表现为中枢性BAEP异常,髓鞘先天性发育缺陷,如肾上腺白质营养不良也可有BAEP异常。

(9)其他神经精神疾患:婴幼儿孤独症患者大多数BAEP正常,借此可将严重听力丧失和智力低下与孤独症患者鉴别开来。

第三章　小儿先天畸形

第一节　颅缝早闭

颅缝早闭是指出生时一处或多处颅骨骨缝的提前闭合。据流行病学调查,每10000例活产的新生儿中有5～6例颅缝早闭。颅缝早闭可分为原发性和继发性两大类。研究发现原发性颅缝早闭主要与染色体异常(7p;15q;8q;5q)、成纤维细胞生长因子受体基因的变异有关。继发性颅缝早闭占所有颅缝早闭的10%,有超过100种的综合征可表现颅缝早闭,如Crouzon综合征、Jack-son-Weiss综合征、Pfeiffer综合征、Apert综合征等,也可见于代谢性疾病、内分泌疾病以及血液系统疾病,如维生素D缺乏症、甲状腺功能亢进、珠蛋白生成障碍性贫血、红细胞增多症等。

颅缝早闭的临床表现取决于累及颅缝的部位和数量,临床上可分为单颅缝早闭、双颅缝早闭和复杂多骨缝早闭。

颅缝早闭的治疗原则:有多颅缝早闭的患儿,为防止因慢性颅内压增高而导致的脑损伤或美容方面的影响,可考虑外科手术治疗,包括颅骨松解术、颅骨重建术等。

第二节　狭颅症小头畸形

狭颅症是1851年由Virchow首次发现并命名的。这一名称涉及一组疾病,特点为一条或多条骨缝过早闭合。根据不同骨缝的闭合而有不同的命名。其发生率为1∶1900,男性较多,占63%。

原发性狭颅症出生时即有,为一条或多条骨缝过早融合,根据不同的骨缝闭合,产生不同形状的头颅畸形,并可阻碍脑的生长。继发性狭颅症为脑发育不良或脑萎缩,导致颅骨无法生长,多条骨缝闭合,其头颅外形与正常儿一样匀称,但形状狭小,当低于正常同龄儿平均头围2～3个百分点时,称其为小头畸形。

一、病因

很多因素可引起狭颅症:遗传,染色体异常,母亲怀孕时受药物及射线影响,怀孕期间母亲代谢及内分泌紊乱如低血糖、甲状腺功能低下、垂体功能低下等。有报道怀孕期母亲摄入丙戊酸钠可引起胎儿额缝早闭,形成三角头畸形。另外,胎儿或新生儿期间中枢感染、颅内出血、颅脑损伤、缺血缺氧性脑病以及严重营养不良还可以引起脑发育不良,导致小头畸形。

二、病理

正常头颅骨的生长,是由于脑组织的生长,将颅骨缝撑开,使头颅骨扩大。婴幼儿期,脑组织处于快速生长期,颅脑不断地生长扩大,使得骨缝不断地被撑开、再愈合,头颅骨因而逐渐扩大。若当一条骨缝先天性闭合时,而其余骨缝随脑对织生长不断扩大,此条骨缝未能生长,导致头颅骨不均匀扩大,从而产生头颅畸形。不同部位颅缝闭合产生不同形状的畸形。小头畸形是由于颅脑发育缓慢,不能够在短期内对整个颅缝造成足够的撑开力,使颅骨缝逐渐趋于失用性闭合。

三、临床表现

原发性狭颅症可以伴有颅内压升高,少数情况下甚至对智力造成一定影响。继发性狭颅症,即小头畸形,由于大脑发育落后所致,常常伴有智力低下。

1.矢状缝早闭　称舟状头畸形,头颅外形长而窄,呈"船形"。前囟通常已闭合,双顶径狭窄伴前额突出,枕部后突,沿着矢状缝可触及骨嵴。舟状头畸形是严重的颅面骨畸形。男性占80%。沿矢状缝常可触及骨嵴,这是狭颅症最常见的畸形,约占50%。

2.双侧冠状缝早闭　称短头畸形,颅骨前后径短,并向两侧过度生长,呈短、宽、高头形。冠状缝闭合常伴有常染色体显性疾病 Apert 综合征和 Crouzon 综合征。女性略占多数。

3.额缝早闭　又称三角头畸形,"子弹头样"前额。前额尖、有角、狭窄,前额中线有明显骨嵴。眼眶向前成角,导致两眼间距缩短,眼眶侧面后移。

4.单侧冠状缝早闭　为前额斜头畸形,病变侧前额扁平,对侧正常冠状缝处前额外突。鼻子向对侧偏移。同侧耳朵向前、向下移位。受影响的眼眶变小。

5.人字缝早闭　呈后枕斜头畸形,病变处枕骨扁平伴同侧额骨突出。

6.矢状缝和冠状缝早闭　又称尖头畸形,呈"尖塔样头"。颅骨向顶端扩张生长,形成长长的、窄窄的呈尖顶或圆锥状外观。

7.小头畸形　头形外观匀称,但头围狭小,比正常头围低 2～3 个百分点。由于颅脑生长异常缓慢,导致颅骨无法正常生长,所有骨缝趋于闭合,甚至完全闭合。

四、诊断

原发性狭颅症的筛查可在新生儿早期作为新生儿体检的一部分,通过触摸骨缝和囟门来诊断。典型的狭颅症,除了有上述描述的各种畸形头颅外,在闭合的骨缝处可触及隆起的长条形骨嵴。头颅三维 CT 扫描,可以明确显示闭合的颅缝。小头畸形头颅狭小,骨缝闭合处平坦,无骨嵴隆起,有时局部骨缝可有重叠。小头畸形需做智力测定,评估智商。MRI 检查能够了解有否脑发育异常,如灰质、白质病变,脱髓鞘病变等。

五、治疗

狭颅症的早期诊断和及时处理能够预防颅脑生长的紊乱、颅内压的升高以及严重的颅面骨畸形。这类患儿平均智商是 75 分(45～100 分)。6 个月前行手术纠治的狭颅症患儿,IQ 分数可以显著增高。

1.矢状缝早闭　出生 3 个月内的患儿可行简单的矢状缝切开术。6 个月以上者可行各种相关的颅骨整形手术。

2.双侧冠状缝早闭　需早期治疗。将骨缝切开,眶上缘前移。额骨瓣重新塑形,并下降、后移。通常前额和脸面可以正常生长。6 个月以后才手术的孩子在 3～4 岁时常需再次颅面整形术,以纠正因前颅窝未充分发育而引起的中颅面发育不全及外突畸形。

3.额缝早闭　额骨拆下,额缝再造后和眶上缘一起重新排列。许多额缝早闭可不引起头颅畸形,则不需要手术治疗。

4.单侧冠状缝早闭　前额颅骨切开术纠正单侧的额、眶畸形。

5.人字缝早闭　有多种手术方法如双侧枕骨切开、骨边缘翻转整形、枕骨条状切开整形。

6.矢状缝和冠状缝早闭　需要手术干预以利于颅脑生长防止颅内高压。不同部位的骨缝闭合采取相应的手术方法。

7.小头畸形　对于智力落后的患儿,目前尚无有效的治疗方法使其智力恢复正常。颅骨整形手术对颅脑发育没有帮助;神经营养药物治疗是否有效,值得探讨;康复治疗对智力的改善有一定帮助。

第三节　神经管畸形

如果妇女怀孕 3 个月之内,胚胎发育时神经管闭合过程受到影响即产生胎儿脑或脊髓发育异常,便会形成儿童颅脑或脊柱的畸形,称为神经管畸形(NTDs)。NTDs 是世界范围内的一个重要公共卫生问题,中国是世界上已知的 NTDs 高发国家。NTDs 是造成孕妇流产及死胎主要原因之一,也是造成婴儿死亡和患者终身残疾的主要原因之一。既影响出生人口素质,又威胁妇女儿童身心健康,给家庭和社会造成沉重的负担。目前 NTDs 的防治已被高度重视。

一、流行病学

NTDs 属于世界范围内的一种先天神经发育异常疾病,其发病率在各国、各地区是不同的,且同一地区各种族 NTDs 发病率也有所不同。我国主要出生缺陷发生率顺位变化显示,1986—2006 年 NTDs 发生率呈现下降趋势,从 3.25‰降至 0.72‰,从居各种出生缺陷之首降至第四。具有明显的流行病学特征:①性别差异:男女发病比约为 1:2~1:4,女性明显多于男性;②地域差异:农村发病率高于城市,北方高于南方,部分省份如山西、陕西、内蒙及甘肃等省发生率明显高于全国水平。研究表明:95% 的病例为初发,仅 5% 为再发。产前超声检查可对 NTDs 做出早期诊断,无脑畸形的准确度可达 90% 以上,脊柱裂达 70%。此外孕母血清或羊水甲胎蛋白(AFP)的增高也有助于产前诊断。出生后根据临床特征即可诊断。普通人群生育 NTDs 儿的风险为 0.1%~0.3%。已生过一胎 NTDs 再发风险为 4%~5%,生过两胎缺陷者为 10%,故再次怀孕前应进行遗传咨询。美国 2006 年全球出生缺陷报告 NTDs 患儿达 32.4 万,居全球前 5 位常见严重出生缺陷第二位。其中南美发病率最高,高达 2‰,NTDs 次高发的国家依次为墨西哥、挪威和法国,发病率分别为 1.34‰、1.19‰和 1.15‰。与其他国家比较,我国 NTDs 发病率为 0.82‰。根据国际出生缺陷监测情报所统计资料,世界 20 多个国家近 20 年左右的 NTDs 发病率波动在 0.3‰~2.1‰,据此推算全世界每年大约有 30 万~40 万 NTDs 病例发生,其中女性发病要多于男性。北京医科大学中国妇婴保健中心与美国疾病控制中心合作,于 1992 年 3 月—1993 年 8 月在河北、山西、江苏和浙江省等 30 个市、县进行的出生缺陷监测结果显示,北方地区 NTDs 发生率约为 7‰,南方地区约为 1.5‰。这些资料表明,根据已有的报告数字,我国 NTDs 发病率在世界上是最高的国家之一。我国 NTDs 发病率的分布具有北方高于南方,农村高于城市、夏秋季高于冬春季三大特点。世界上英国 NTDs 发病率也很高,尤以北爱尔兰为多,1976 年北爱尔兰 NTDs 发病率为 6.4‰,其中贝尔法斯特市高达 8.7‰。NTDs 次高发的国家和地区是以色列、拉丁美洲和匈牙利等,NTDs 较低发的国家和地区是丹麦、瑞典、芬兰和法国等。这些差异可能是来自基因因素、环境因素或两者同时作用的结果。

在 NTDs 类型上,根据我国 1996—2006 年 31 个省市自治区出生缺陷监测结果,我国是以无脑畸形居首位,占 51.2% 左右,脊柱裂占 34.6% 左右,脑膨出占14.2% 左右。而国际出生缺陷监测交换所 19 个国家和地区,以及欧洲共同体 16个地区和澳大利亚新南威尔士则是脊柱裂占首位(均在 50% 以上),无脑畸形次之,脑膨出等更次之。

许多统计资料也显示了 NTDs 的长期变化趋势,近几十年来 NTDs 发病率有逐渐下降的趋势,这个现象在世界上许多国家和地区都已观察到,例如英国和美国西北部 NTDs 在 20 世纪 20 年代有一个发病率高峰,到 40 年代下降,进入 70 年代又有所下降。究其原因是广泛提高了孕期诊断技术而使 NTDs 发病率下降,并强烈显示出环境因素在 NTDs 发病中的作用,特别是多种维生素和叶酸的使用。另外,随着时间推移,NTDs 临床医学和流行病学特征的改变,也提示了 NTDs 的病因异质性(不同临床表型之间存在的病因差异)。

二、病因与发病机制

研究 NTDs 病因,有必要搞清楚神经胚胎发育的正常过程。在人类胚胎发育第 16 天脊索上方外胚层增厚形成神经板,然后两侧神经板增高形成神经褶并向中线靠拢,融合形成神经管。神经管融合最初出现在第 22 天,位于第 3 体节水平,即未来脑干形成区域,融合是从视原基部位开始,并自脑干和视原基部位向头和尾两个方向发展。前神经管于胚胎发育第 23～26 天闭合,若闭合不全则形成颅裂及无脑畸形。而后神经管于胚胎发育第 26～30 天闭合,若闭合不全则形成脊柱裂。

NTDs 是一种多基因遗传病,其病因是极其复杂的,发病原因可能是多方面的,许多因素的干扰都会影响发病过程,根据动物实验、临床观察和流行病学研究认为 NTDs 是遗传因素和环境因素(子宫内环境)共同作用的结果。

1.遗传因素　在 NTDs 病因研究中,很难把多基因或多因素作用与复杂的环境因素作用区别开来,如某些家族可能与共同生活的环境有关。这样,在病因中通常把某些特征归结为基因因素作用的结果,诸如不同地区和种族人群 NTDs 发病率的改变,近亲婚配 NTDs 发病率高,NTDs 家族内的复发危险度高等。

家系研究表明,有 NTDs 家族史的孕妇,其 NTDs 婴儿的出生概率比一般人群高。Cater 及 Evans 的研究认为,只要父母一方有过 NTDs 病史,则其后代 NTDs 的发病率为 3%,明显高于一般人群。有过 2 次及以上 NTDs 生育经历的母亲再生育 NTDs 婴儿的危险性则提高 10%。另外,双胎中 NTDs 的发病率比一般人群要高,且单卵双胎又比双卵双胎 NTDs 发病率高。这些研究结果均支持遗传因素对 NTDs 的作用。

有关 NTDs 的遗传学研究结果不能用孟德尔遗传法则的单基因突变来解释,而是有多对基因遗传的基础,即微效基因。各微效基因间无隐性或显性差别,其作用是累积的,效应累加和环境因素作用达到一定阈值即可发病。因而 NTDS 的发生是多基因遗传所致,至于遗传因素对于 NTDs 发生有多大作用,则尚未定论。

2.环境因素　　环境致畸因子在妊娠早期,通常在 3 个月内作用于母体,导致神经管发育过程中出现障碍而发生畸形。与 NTDs 有关联的常见环境因素包括母亲孕早期叶酸和其他多种维生素缺乏,锌和其他微量元素缺乏,严重妊娠反应,病毒感染,服用某些药物,吸烟,酗酒,电离辐射,以及接触某些化学物质等。

研究较多的是母亲孕早期叶酸和其他多种维生素(包括维生素 A、B_1、B_2、C、D、E 以及尼克酸等)的缺乏与 NTDs 发生的关系,尤其是叶酸与 NTDs 关系自 80 年代以来已取得突破性进展,现已确定妇女怀孕早期叶酸缺乏是 NTDs 发生的主要原因。摄入不足、吸收不良、代谢障碍或需要增加等多种原因都可导致叶酸缺乏,致使 DNA 合成障碍,从而影响细胞分裂与增殖。叶酸是一种水溶性维生素,是胎儿早期神经发育必需的一种营养物质。怀孕早期正值胚胎分化以及胎盘形成阶段,细胞生长和分裂十分旺盛,如果孕妇叶酸缺乏,将影响胎儿神经系统雏形——神经管的正常发育,以后则将使颅骨或脊椎骨融合不良,出现 NTDs,而引起自发性流产和死胎。

母亲孕早期锌缺乏也是引起胎儿发生 NTDs 的一种环境因素。其他微量元素如铜、钙和硒等的摄入不足也可诱发 NTDs,但其确切作用尚不清楚。至于严重妊娠反应诱发 NTDs 的原因,可能是因为严重呕吐使水分丢失引起一时性脱水,造成微量元素(如锌)或维生素(如叶酸)缺乏所致。

病毒学研究表明,母亲孕早期感染巨细胞病毒或 A 型流感病毒可以引起胎儿中枢神经系统发育障碍,可发生 NTDs。妊娠早期弓形体感染也可能导致 NTDs。母亲孕早期腹部或盆腔接受射线照射,其胎儿中枢神经系统发育往往受到影响,有的发生 NTDs。

患有癫痫的孕妇服用丙戊酸、苯巴比妥和苯妥英钠等抗癫痫药物,其后代容易发生 NTDs。孕早期口服避孕药,服用某些抗肿瘤药物如氨甲蝶呤、维生素 B_4 和巯基嘌呤等,以及大量或持续应用可的松或泼尼松龙,均可以诱发 NTDs。其作用机制可能是与干扰叶酸代谢有关。

三、临床表现

NTDs 是一组具有多种不同临床表型的先天畸形,主要包括无脑畸形、脑膨出及脊柱裂等。现将常见的几种 NTDs 分述如下。

1.无脑畸形　无脑畸形是一种严重的 NTDs,为脑的全部或大部缺如。头颅的缺损从顶部开始,可延伸到其与枕骨大孔的任何部位。患儿因颅骨穹隆缺如造成面部特殊外貌,其前颅窝缩短和眼眶变浅,使眼球向前突出,下颌紧贴胸骨,口半张开,耳廓很厚,前突出于头的两侧,呈非常奇特的"蛙状脸"。可伴有身体其他部位畸形,如腭裂、颈部脊柱裂、胸腔狭小、上下肢比例失调、胫骨和蹬指缺如等。几乎都伴有母体羊水过多。

2.颅裂、脑膜膨出与脑脑膜膨出　颅裂纯属先天颅骨发育异常,表现为颅缝闭合不全而遗有缺损,形成一个缺口。一般多发生在颅盖骨或颅底骨的中线,少数偏于一侧。如果从裂孔处无脑膜或脑组织膨出,则称为隐性颅裂。反之,在颅裂的基础上,有脑膜或脑组织膨出则称囊性(显性)颅裂,其中囊内容物仅为脑脊液者称为脑膜膨出;囊内容物含有脑组织者称为脑脑膜膨出。其实脑膜膨出和脑脑膜膨出是脑膨出中最多见的两种类型。

隐性颅裂在临床上多无症状,大多在做头颅 X 线检查时偶然发现,可见边缘光滑的颅骨缺损。仅有少数病例达到一定年龄后才出现神经受损症状。

囊性颅裂的脑膜膨出或脑脑膜膨出,可以有以下三方面的表现①局部症状:一般多为圆形或椭圆形的囊性膨出包块,如位于鼻根多为扁平状包块,其大小各异,大者近似儿头,小者直径可几厘米,有的生后即很大,有的逐渐长大。覆盖的软组织厚薄程度相差悬殊,薄者可透明甚至破溃漏脑脊液而发生反复感染,导致化脓性脑膜炎;厚者触之软而有弹性感,有的表面似有瘢痕状而较硬。其基底部可为细的带状或为广阔基底。有的可触及骨缺损的边缘。囊性包块透光试验阳性,在脑脑膜膨出时有可能见到膨出的脑组织阴影。②神经系统症状:轻者无明显神经系统症状,重者与发生的部位及受损的程度有关,可表现智力低下、抽搐和不同程度的上运动神经元瘫痪等。如发生在鼻根部时,可一侧或双侧嗅觉丧失,如膨出突入眶内,可有Ⅱ、Ⅲ、Ⅳ、Ⅵ颅神经及第Ⅴ颅神经的第一支受累。如发生在枕部的脑脑膜膨出,可有皮质盲及小脑受损症状。③邻近器官的受压表现:膨出位于鼻根部者,常引起颜面畸形,鼻根扁宽,眼距加大,眶腔变小,有时眼睛呈三角形,双眼球被挤向外侧,可累及泪腺致泪囊炎。突入鼻腔可影响呼吸或侧卧时才呼吸通畅。膨出突入眶内时,可致眼球突出及移位。膨出发生在不同部位,可有头形的不同改变,如枕部巨大膨出,由于长期侧卧导致头的前后径明显加大而成舟状头。

3.脊柱裂、脊膜膨出与脊髓脊膜膨出　脊柱裂是胚胎早期椎弓发育障碍,椎管闭合不全。可发生在脊椎的任何部位,如颈椎、胸椎、腰椎和骶椎,以腰骶部最常见。一般为单发,偶见多发者。脊柱裂分为隐性与显性两类,前者是指有脊柱裂而无椎管内容物膨出;后者由于椎板闭合不全,椎管内容物通过缺损处向椎管外膨出,在背部皮下形成囊性包块。显性脊柱裂又称为囊性脊柱裂,以脊膜膨出和脊髓脊膜膨出两种类型为多见,其中脊膜膨出的囊内充满脑脊液,无神经组织;而脊髓脊膜膨出的囊内既有脑脊液又有脊髓及其脊神经突入。

隐性脊柱裂大部分临床上无症状,大多是在X线检查中无意发现的,可见脊椎椎板缺损未闭合。仅少数病人随年龄增长而出现神经牵拉症状,如下肢无力、遗尿或大小便失禁等,缘于神经根与裂孔处有纤维带粘连或压迫所致。部分患儿成年后有慢性腰痛。皮肤外观正常,或在腰骶部等中线上有隐窝、色素斑、毛发增生或合并有脂肪瘤。

脊膜膨出和脊髓脊膜膨出的临床表现分为三个方面:①局部包块:患儿出生时,在背部中线颈、胸或腰骶部可见一大小不等的囊性包块,呈圆形或椭圆形,多数基底较宽,少数为带状。表面皮肤正常,也有时为瘢痕样,而且菲薄。婴儿哭闹时包块膨大,压迫包块则前囟门膨隆,显示膨出包块与蛛网膜下腔相通。包块透光试验,单纯的脊膜膨出,透光程度高,而内含脊髓与神经根者,可见包块内有阴影。②神经损害症状:单纯的脊膜膨出,可以无神经系统症状。脊髓脊膜膨出可有不同程度的双下肢瘫痪及大小便失禁等。腰骶部病变引起的神经损害症状,远远多于颈、胸部病变。③其他症状:少数脊膜膨出向胸腔、腹腔以及盆腔内伸长,出现包块及压迫内脏的症状。一部分脊膜膨出患儿合并脑积水和其他畸形,出现相应症状。

四、诊断

无脑畸形患儿的临床表现一目了然,无需做CT或MRI检查即可进行临床诊断。但CT或MRI检查对产前诊断是有帮助的,特别是MRI,可显示宫内胎儿颅脑发育情况,如颅盖缺如、脑组织缺如及羊水过多。

关于脑膜膨出或脑脑膜膨出的诊断,根据囊性包块的部位、大小和外观,透光试验阳性,加上相应的病史及临床表现,一般作出正确诊断并不难。头颅X线片可发现有大小不等的颅骨缺损。头颅 CT 平扫可显示颅骨缺损及由此向外膨出具有脑脊液同样密度的囊性肿物,如合并脑脑膜膨出则可见囊内有脑组织密度影。头颅 CT 增强扫描可显示囊内脑组织强化,囊与蛛网膜下腔相交通。头颅 MRI 扫描可见颅骨缺损及由此膨出的脑脊液、脑组织、脑血管及硬脑膜组织信号的肿物,并可见颅内其他结构的改变及畸形。

脊膜膨出与脊髓脊膜膨出的诊断是依据患儿出生后即发现背部中线有膨胀性的包块,并随着年龄增长而扩大,以及相应的神经损害症状。脊柱 X 线片显示椎板棘突缺如,椎弓根间距增宽,骨质缺损部位与软组织肿物相连接。CT 及 MRI 扫描可发现脊髓、脊神经及脊膜的膨出情况,以及局部粘连等病变。

五、治疗

无脑畸形患儿不能外科手术治疗。

单纯颅裂一般无需特殊治疗。当合并脑膜膨出或脑脑膜膨出时,一般均需手术治疗。手术时间过去认为在生后 6～12 个月为宜,近年来主张尽早手术,可在生后数天或数周内进行。手术目的是切除膨出的囊,还纳膨出的脑组织等内容物,封闭颅骨缺损,防止发生进一步神经功能损害。如巨大脑膜膨出或脑脑膜膨出,合并神经系统症状,智力低下及明显的脑积水者,无需手术治疗。

隐性脊柱裂一般无需特殊治疗。脊膜膨出和脊髓脊膜膨出的治疗原则是早期手术治疗。切除脊膜膨出囊和修补软组织缺损,单纯性脊膜膨出经此手术可以治愈。脊髓脊膜膨出手术时,通常需要向上、向下扩大椎板切开范围,以探查脊髓与神经向脊膜囊内膨出的情况,有利于膨出的神经组织还纳于椎管内。

六、预防

1.增补叶酸   迄今为止,对 NTDs 的研究已经历了 30 多年之久,积累了丰富的临床医学、流行病学及遗传学等方面的资料,特别是对叶酸预防 NTDs 的研究取得了突破性进展。妇女怀孕早期体内叶酸缺乏是 NTDs 发生的主要原因;妇女如果能在怀孕前和怀孕早期及时增补叶酸,便可有效地预防大部分 NTDs 的发生。近年来研究发现 5,10-亚甲基四氢叶酸还原酶(MTHFR)是叶酸代谢过程中的一种关键酶,MTHFR 的酶活性降低,可引起体内一种胚胎毒性物质同型半胱氨酸蓄积,可能是 NTDs 发生的危险因素,而妇女在怀孕前和怀孕早期服用叶酸可以弥补MTHFR 酶活性的缺陷,使体内的 5-甲基四氢叶酸(活性叶酸)增多,达到预防NTDs 发生之目的。我国卫生部决定从 1995 年 10 月起,在全国实施妇女增补叶酸预防 NTDs 工作。至于我国育龄妇女体内叶酸缺乏的主要原因是膳食中摄入叶酸量较少,富含叶酸的食物如绿色蔬菜和水果等摄入量不足,另外由于烹调习惯的关系,使得食物中的叶酸大部分受到破坏。

增补叶酸方法是妇女从怀孕前 1 个月至怀孕后 3 个月每日服用一粒叶酸增补剂,可以减少 70% 以上 NTDs 的发生。当前市场上叶酸制剂有两类:一类是单纯的叶酸制剂,为孕妇生产的每片含 $400\mu g$,如斯利安片。需要指出的是,不能用普通的药用叶酸代替,因为那种片剂每片含叶酸 $5mg(5000\mu g)$,如果天天服用,由于剂量过大,可能反而影响胎儿发育。另一类为复合制剂,专为孕产妇设计,其中不仅包含叶酸,同时还含有多种维生素、矿物质和微量元素。如玛特纳片,其中包括叶酸在内,共含有 13 种维生素和另外 13 种矿物质及微量元素。这类制剂能够补充孕、产妇的全面营养,除能预防 NTDs 外,还有利于胎儿和婴儿营养需求,同时也有利于母婴的均衡营养。

2.遗传咨询　NTDs 的遗传咨询主要包括婚前、孕前及孕期咨询,了解夫妇双方的家族史、孕妇既往的妊娠史、此次妊娠的饮食、服药情况和接触放射线、有害化学物质以及致病微生物等情况,对孕妇进行卫生保健以减少 NTDs 患儿的发生。

3.产前检查　NTDs 的产前检查内容主要包括羊水、母亲血清甲胎蛋白(AFP)检测及 B 超检查等。胎儿有 NTDs 可使羊水 AFP 水平明显升高,同时母亲血清 AFP 水平也升高。B 超可扫描胎儿的头颅形状及大小或脊柱部位的结构,如无脑畸形胎儿表现为胎头圆形光环消失,脑膜膨出胎儿在胎头的颅骨壁缺损处可见一囊性肿物与其连接,脊柱裂胎儿可发现脊柱裂口,脊膜膨出胎儿可在脊椎部发现边界规则而清晰的囊性膨出物等。一旦产前检查发现胎儿 NTDs,应立即终止妊娠,以减少 NTDs 患儿出生。

七、预后

无脑畸形患儿预后极差,绝大多数于出生时即为死胎,仅 25% 的患儿为活产,但极少能存活一周,多数于生后数小时死亡。

单纯的脑膜膨出,经过手术治疗后,一般效果较好,可减少或缓解神经系统的损害症状,降低死亡率。而脑脑膜膨出一般均合并有神经功能障碍、智力低下和其他部位畸形,手术不能解决此类问题,预后差。

单纯的脊膜膨出,手术治疗疗效好,可以达到临床治愈。而脊髓脊膜膨出者,手术治疗疗效差,一般预后不良,即使病人能够存活下来,也是终身残疾。

第四节　脑积水

一、发病机制

儿童脑脊液产生过程和形成量与成人相同,平均每小时 20ml。但其脑积水临床特点有所不同。儿童脑积水多为先天性和炎症性病变所致,而成人脑积水以颅内肿瘤、蛛网膜下腔出血和外伤多见。有报道,儿童的良性颅高压和脑积水多与颅内静脉压升高有关,在婴幼儿中,即使脑内严重积水,脑室扩大明显,前囟/穿刺压力仍在 20~70mmH$_2$O 的正常范围之内,这与婴幼儿脑积水的颅骨缝和前囟未闭有关,有学者认为这种代偿能力对保护婴幼儿的智力有重要意义,也提示婴幼儿脑积水不能以颅内压改变作为分流治疗的指征。脑积水一旦开始则会继发脑脊液的循环和吸收障碍。

二、病理

儿童脑积水活检发现,在早期阶段,脑室周围水肿和散在轴突变性,继而水肿消退,脑室周围胶质细胞增生,后期,随着神经细胞的脱失、脑皮质萎缩,并出现轴突弥散变性。同时,脑室周围的室管膜细胞易收到损伤,早期室管膜细胞纤毛脱落,呈扁平状,以后细胞连接断裂,最后室管膜细胞大部分消失,在脑室表面胶质细胞生长,这些变化往往同脑室周围水肿和轴索髓鞘脱失伴行,胼胝体的髓鞘形成延迟。皮质的神经元受累,锥体细胞树突分枝减少,树突小棘也少,并出现树突曲张,这些组织学变化导致儿童的智力低下、肢体的痉挛和智能的改变等临床表现。

三、临床表现

与成人相比,儿童脑积水的临床表现是根据病人的发病年龄而变化。在婴儿急性脑积水,通常颅高压症状明显,骨缝裂开,前囟饱满、头皮变薄、头皮静脉清晰可见,并有怒张,用强灯照射头部时有头颅透光现象。叩诊头顶,呈实性鼓音即"破罐音"称为 Macewen 征。病儿易激惹,表情淡漠和饮食差,出现持续高调短促的异常哭泣,双眼球呈下视状态,上眼睑不伴随下垂,可见眼球下半部沉落下眼睑缘,部分角膜在下睑缘以上,上睑巩膜下翻露白,亦称日落现象。双眼上、下视时出现分离现象,并有凝视麻痹、眼震等,这与水管周围的脑干核团功能障碍有关。由于脑积水进一步发展,脑干向下移位、展神经和其他脑神经被牵拉,出现眼球远动障碍。

在 2 周岁以内的儿童,由于眼球活动异常,出现弱视。视盘水肿在先天性脑积水中不明显并少见,但视网膜静脉曲张是脑积水的可靠征象。

四、诊断及鉴别诊断

在婴幼儿期间,脑积水的诊断是头颅异常增大,头围的大小与年龄不相称为主要体征。定期测量婴儿的头围将有助于早期发现脑积水,并能在典型的体征出现前明确诊断,及时治疗。典型的体征是头大脸小、眼球静脉怒张,囟门和骨缝呈异常的进行性扩大,智力发展迟缓外,如不采取措施,许多婴儿将死亡。自然生存者转变静止型脑积水,表现为智力迟钝,出现各种类型痉挛,实力障碍,包括失明和许多其他异常。

在新生儿,虽然有脑室扩大或脑积水,前囟仍可陷入,特别是出生后体重较轻的婴儿,由于病儿脱水,可有头颅小于正常。另外,早产儿易有脑室内出血,常在新生儿期过后 6～14 周脑室扩大,头围异常增大,但这个过程也有自限性。儿童的头围异常增大仍是脑积水的重要体征。

在进行脑积水诊断确立后,可做头颅 CT 和磁共振(MBI)的神经影像学检查及 PC cine MRI,除外颅内肿瘤、先天性畸形和脑脊液阻塞性病变,水溶性造影剂和放射性核素扫描有助于阻塞性脑积水的诊断,但一般要限制应用。

五、分类

1.先天性脑积水　国外资料报道,先天性脑积水的发病率在(4～10)/10 万,是最常见的先天性神经系统畸形疾病之一,所有先天性脑积水几乎都是由于脑脊液通道阻塞所致,尤其是中脑水管和第四脑室出口部位的阻塞。先天性脑积水可伴有其他神经系统畸形,以脊柱裂多见。

(1)宫内胎儿脑积水:由于宫内胎儿临床观察困难,应用超声波技术做产前检查,是胎儿宫内脑积水诊断可行性方法,这对脑积水的早期诊断有一定的意义。宫内胎儿脑积水常引起严重的神经系统功能的损害,如智力低下,语言障碍和发育异常,出生后的早期分流能防止和减轻神经系统继发损害,对宫内脑积水的胎儿,一旦离开母体能生存时,应行剖宫产术使胎儿娩出,给予及时分流治疗。

(2)宫内感染与先天性脑积水:母亲妊娠期间弓形虫感染是胎儿脑积水常见病因,该病原体感染母体后穿过胎盘到胎儿中枢神经系统,产生脑实质内的血管炎性肉芽肿和室管膜炎,血管闭塞和水管阻塞,产生脑积水,多与妊娠 3 个月时弓形虫感染有关。并伴有其他神经系统损害。CT 扫描见胎儿脑积水的同时,多伴有脑组织结构缺损。

(3)X染色体基因缺失阻塞性脑积水:1949年,Bicker和Aclams首先发现在先天性脑积水部分病人,是由于隐性遗传性X染色体基因缺失产生的中脑导水管狭窄或阻塞。脑室扩大与智力障碍不成比例,在没有脑积水的家族男性中也可有智力低下,脑积水分流后,智力障碍无明显恢复。因为属于X染色体隐性遗传性疾病,所以家族中50%男性发病,遗传基因咨询预防重于治疗。

(4)脑积水与脊髓发育不全:先天性脑积水多与中枢神经系统发育异常有关,最常见是合并脑髓膜膨出。Chiari Ⅱ型畸形为典型引起脑积水的病因。目前多认为,由于原发性脑室扩大,压迫中脑扭曲,引起导水管继发性改变。

(5)非遗传性导水管狭窄:在先天性脑积水中,有些发生在儿童期或之后出现导水管狭窄脑积水。多为散发性,病因不清。通常组织学上可见水管分叉或有胶质增生,分叉的水管形成两个狭小的官腔,中间被正常组织分开,管腔不规则,多伴有脊髓发育异常。

(6)外部性脑积水:随着CT和MBI影像学的发展,临床发现有些头颅较大的儿童,伴有明显的蛛网膜下隙扩大,没有或仅有轻度脑室扩大,这种现象称外部性脑积水。

2.获得性脑积水　儿童获得性脑积水是指出生后有明确病因产生的脑积水,常见以下几种情况:脑室出血后脑积水在脑室内出血的儿童中,有较高的脑积水发生危险,发病率为25%~74%,早产儿脑室内出血发病率高于正常儿童,患呼吸窘迫症的婴儿脑室内出血发病率更高。

(1)感染性脑积水:颅内感染后,特别是细菌性脑膜炎结核性脑膜炎,在任何年龄的儿童中均可引起脑积水。脑脊液循环阻塞部位多在脑底蛛网膜下隙,少数化脓性脑室炎,可见脑室内分隔成腔,有些腔隔互相交通,内含脑脊液。形成多腔脑室,有些即使感染已控制,但腔隔化仍可持续发展,当腔隔内脑脊液回流受阻塞时出现多腔性脑积水。

(2)外伤后脑积水:一般性头颅外伤引起的脑积水,其机制是颅内出血后引发脑底或凸面蛛网膜下隙粘连或腔室阻塞。

(3)与肿瘤有关的脑积水:中枢神经系统肿瘤阻塞脑室系统产生的脑积水依病变性质而定。典型病例为第三脑室前质瘤可阻塞Monor孔发生脑积水,相应的鞍上区肿瘤,如视神经胶质瘤、颅咽管瘤向上发展也可阻塞Monor孔,产生双侧脑室脑积水。丘脑或下丘脑肿瘤可发生第三脑室阻塞;松果体区肿瘤或鞍上肿瘤向后生长到水管部位使之阻塞。中脑水管周围较小胶质瘤和大脑大静脉瘤也可阻塞中脑水管。常见阻塞第四脑室的脑瘤有小脑的髓母细胞瘤、星形细胞瘤和室管膜细胞瘤,脑干外生性肿瘤突到第四脑室内,有时可产生脑积水。

(4)颅骨异常性脑积水:在颅软骨发育异常的巨颅症儿童中,常不伴有脑室扩大即脑积水。但是脑凸面蛛网膜下隙有扩张,仅有脑室轻度或中度扩大,属于外部性脑积水,目前认为,这种脑积水与颅底骨增生,包绕出颅静脉,引起静脉压升高有关。

六、儿童性脑积水的治疗

1.药物治疗　①抑制脑脊液分泌药物;②利尿药;③渗透利尿药。

2.非分流手术　第三脑室造口术是将第三脑室底或终板与脚间池建立直接通道用来治疗中脑水管阻塞。将第三脑室底部穿破与脚间池相通或将终板切除使第三脑室与蛛网膜下隙形成直接瘘口。

3.脑室分流术　脑室颅外分流的手术方法原则是把脑脊液引流到身体能吸收脑脊液的腔隙内。目前仍以脑室-腹腔分流是首选方法。脑室分流装置由三部分组成:①脑室管;②单向瓣膜;③远端管。近几年来一些新的分流管配有抗虹吸、贮液室和自动开闭瓣等附加装置。

4.脑室镜下第三脑室造口　适用于非感染性,非出血性梗阻性脑积水,该术式是替代植入性分流的首选治疗方法。切口选择中线外侧 2.5～3cm,脑室镜导入侧脑室,识别 Monro 孔,脑室镜穿过此孔时看到乳头体,选择在乳头体和基底动脉的前方,漏斗隐窝和视交叉后方为穿通点,然后插入 Fogarty 气囊行裂隙内扩张。该术式的禁忌症包括:①第三脑室小,宽度不到 3mm;②丘脑中间块巨大或第三脑室底小;③裂隙样侧脑室。

七、分流术常见并发症及其处理

1.分流系统阻塞　为最常见并发症,可发生在从手术室到术后数年的任何时间内,最常见于术后 6 个月。

(1)分流管近端(脑室端)阻塞:可因血凝块阻塞、脉络丛粘连或脑组织粘连所致。

(2)分流管远端(腹腔端或心房端)阻塞:常见原因有导管头端位置放置错误。多次置换分流管及腹腔感染易形成腹腔假性囊肿,导管头端裂隙被大网膜、血凝块等堵塞。

(3)脑室内出血、脑室炎和脑手术后的脑脊液蛋白或纤维素成分增高,可阻塞分流管阀门:导管连接处脱落等也是分流阻塞的常见原因。

分流系统阻塞引起的体征与临床颅内压增高和分流管功能异常有关。对于脑室分流术后分流系统阻塞,此时应先判断分流系统阻塞部位,再更换分流装置或加以矫正。

2.感染   感染仍然是脑脊液分流术后主要的并发症之一。感染可造成病人的智力损害、脑室内形成分隔腔,甚至死亡。尽管经过几十年的努力,许多医疗中心报道的感染率仍为 5%～10%。

一旦确诊,应立即去除分流装置,改做脑室外引流,或经腰穿引流,并全身抗感染治疗或抗生素脑室内、鞘内用药。此外,还应考虑真菌感染可能。待感染控制后,重行分流术。术中严格无菌操作是预防感染的关键环节。

3.分流过度或不足

(1)分流过度:儿童多见。病人出现典型的体位性头痛,立位时加重而卧位后缓解。CT 扫描显示脑室小,脑脊液测压可低于 0.59kPa(60mmH$_2$O)。此时最有效的治疗方法是将低压阀门更换成高压阀门。

(2)慢性硬膜下血肿或积液:多见于正压性脑积水病人术后,原因多为应用低阻抗分流管导致脑脊液引流过度、颅内低压。轻度硬膜下血肿或积液,可非手术治疗;明显的或有症状的硬膜下血肿或积液,应进行手术治疗,前者可行钻孔引流,后者可行积液-腹腔分流术。

(3)分流不足:病人术后症状不改善,影像学检查发现脑室扩大依然存在或改善不明显。主要原因是使用的分流管阀门压力不适当,导致脑脊液排出不畅。需更换合适压力的阀门。术前判断病人的实际需要,选择合适压力的阀门是预防并发症的关键。

4.裂隙脑室综合征   裂隙脑室综合征的发生率为 0.9%～55%,可发生在交通性或非交通性脑积水病人的术后。裂隙脑室综合征是指分流手术后数年(平均为4.5～6.5 年)出现颅内压增高的症状,如头痛、恶心、呕吐及共济失调、反应迟缓、昏睡等,CT 检查可发现脑室形态小于正常,检查分流管阀门为按下后再充盈缓慢,提示分流管脑室端阻塞。

使用抗虹吸装置、更换分流管对预防裂隙脑室综合征并无积极意义。有报道颞肌下减压可缓解病人的症状,减少其发生率。

5.其他并发症

(1)脑室端的并发症:分流管脑室端误插入视神经通路旁时,可引起单眼失明、同向偏盲或双颞侧偏盲等。

（2）腹腔端的并发症：①脏器穿孔；②分流管移位；③脑脊液肚脐漏、分流管腹腔端缠绕并引起肠梗阻等。

第五节 大脑皮质发育不良

大脑皮质发育不良主要指与儿童癫痫相关的大脑皮质发育畸形，不仅包括无脑回、巨脑回、多小脑回等畸形，还包括皮质结构和细胞成分异常等微观畸形。分为皮质发育畸形（MCD）和局灶性皮质发育不良。大脑皮质发育不良是脑发育障碍和难治性癫痫的主要原因。

凡涉及胚胎期皮质发育的各个过程（增殖、分化、移行、细胞程序性死亡、突触消除、皮质重塑）的损害均可导致皮质发育不良。一些大脑皮质发育不良有明确的基因定位，如Ⅰ型无脑畸形、X连锁无脑畸形、结节性硬化、大脑皮质异位等，与其基因突变有关。另外，小的囊性梗死灶、血管病变、宫内感染、毒素及环境因素亦可导致皮质发育不良。近年来，通过对难治性癫痫患儿切除病灶的病理研究表明：一些局灶性大脑皮质发育不良在大体上病变不明显，但存在细微的发育异常，如胶质细胞错排、神经元异位、细胞骨架异常、气球细胞等。

大脑皮质发育不良主要表现为惊厥和脑发育障碍，需详细询问病史、家族史，进行体格检查、脑电图、神经影像学检查、遗传代谢筛查，必要时进行毒物、电解质检测。需与遗传代谢性疾病、肿瘤、中毒创伤、感染炎症、海马硬化进行鉴别。

第四章　小儿惊厥

　　惊厥是小儿时期常见的症状,小儿惊厥的发生率是成人的 10～15 倍,是儿科重要的急症。其发生是由于大脑神经元的异常放电引起。临床上多表现为突然意识丧失,全身骨骼肌群阵挛性或强直性或局限性抽搐,一般经数秒至数分钟后缓解,若惊厥时间超过 30 分钟或频繁惊厥中间无清醒者,称之为惊厥持续状态。50％惊厥持续状态发生在 3 岁以内,特别在第一年内最常见。惊厥性癫痫持续所致的惊厥性脑损伤与癫痫发生为 4％～40％。

一、病因

(一)有热惊厥(感染性惊厥)

　　感染性惊厥多数伴有发热,但严重感染以及某些寄生虫脑病可以不伴发热。感染性病因又分为颅内感染与颅外感染。

　　1.颅内感染　各种病原如细菌、病毒、隐球菌、原虫和寄生虫等所致的脑膜炎、脑炎。惊厥反复发作,年龄越小,越易发生惊厥。常有发热与感染伴随症状、颅内压增高或脑实质受损症状。细菌性脑膜炎、病毒性脑膜炎及病毒性脑炎常急性起病;结核性脑膜炎多亚急性起病,但婴幼儿时期可急性起病,进展迅速,颅神经常常受累;隐球菌脑膜炎慢性起病,头痛明显并逐渐加重;脑寄生虫病特别是脑囊虫病往往以反复惊厥为主要表现。体格检查可发现脑膜刺激征及锥体束征阳性。脑脊液及脑电图等检查异常帮助诊断,特别是脑脊液检查、病原学检测、免疫学及分子生物学检查帮助明确可能的病原。

　　2.颅外感染

　　(1)热性惊厥:为小儿惊厥最常见的原因,其发生率约 4％～8％。热性惊厥是指婴幼儿时期发热 38℃ 以上的惊厥,而无中枢神经系统感染、水及电解质紊乱等异常病因所致者。好发年龄为 4 个月～3 岁,复发年龄不超过 5～6 岁;惊厥发作在体温骤升 24 小时内,发作次数为 1 次;表现为全身性抽搐,持续时间在 10～15 分钟内;可伴有呼吸道或消化道等急性感染,热性惊厥也可发生在预防接种后。神经系统无异常体征,脑脊液检查无异常,脑电图 2 周内恢复正常,精神运动发育史正常,多有家族病史。以上典型发作又称之为单纯性热性惊厥。部分高热惊厥临床呈不典型发作表现,称之为复杂性高热惊厥:24小时内反复多次发作;发作惊厥持续时间超过15分钟以上;发作呈局限性,或左右明显不对称。清醒后可能有神经系统异常体征。惊厥停止7～10日后脑电图明显异常。某一患儿具有复杂性高热惊厥发作的次数越多,今后转为无热惊厥及癫痫的危险性愈大。

自贡会议明确指出凡发生以下疾病中的发热惊厥均不要诊断为高热惊厥:①中枢神经系统感染;②中枢神经系统疾病(颅脑外伤、出血、占位性病变、脑水肿和癫痫发作);③严重的全身性代谢紊乱,如缺氧、水和电解质紊乱、内分泌紊乱、低血糖、低血钙、低血镁、维生素缺乏及中毒等;④明显的遗传性疾病、出生缺陷、神经皮肤综合征(如结节性硬化)、先天性代谢异常(如苯丙酮尿症)及神经结节苷脂病;⑤新生儿期惊厥。

(2)中毒性脑病:颅外感染所致中毒性脑病常见于重症肺炎、中毒性菌痢以及败血症等急性感染过程中出现类似脑炎的表现,但并非病原体直接侵入脑组织。惊厥的发生为脑缺氧、缺血、水肿或细菌毒素直接作用等多因素所致。这种惊厥的特点是能找到原发病症,且发生在原发病的极期,惊厥发生次数多,持续时间长,常有意识障碍,脑脊液检查基本正常。

(二)无热惊厥(非感染性惊厥)

1.**颅内疾病**　小儿时期原发性癫痫最为多见。其他还有颅内出血(产伤、窒息、外伤或维生素缺乏史),颅脑损伤(外伤史),脑血管畸形,颅内肿瘤,脑发育异常(脑积水、颅脑畸形),神经皮肤综合征,脑炎后遗症及脑水肿等。

2.**颅外疾病**

(1)代谢异常:如低血钙、低血糖、低血镁、低血钠、高血钠、维生素 B_1 和维生素 B_6 缺乏症,均是引起代谢紊乱的病因并有原发疾病表现。

(2)遗传代谢疾病:如苯丙酮尿症、半乳糖血症、肝豆状核变性以及黏多糖病等,较为少见。多有不同疾病的临床特征。

(3)中毒性因素:如药物中毒(中枢兴奋药、氨茶碱、抗组胺类药物、山道年、异烟肼、阿司匹林、安乃近及氯丙嗪)、植物中毒(发芽马铃薯、白果、核仁、蓖麻子及地瓜子等)、农药中毒(有机磷农药如1605、1509、敌敌畏、敌百虫、乐果、666及DDT等)、杀鼠药及有害气体中毒等。接触毒物史及血液毒物鉴定可明确诊断。

(4)其他:全身性疾病如高血压脑病、阿-斯综合征和尿毒症等,抗癫痫药物撤退,预防接种如百白破三联疫苗等均可发生惊厥。

二、临床表现

小儿惊厥多表现为全身性发作,患儿意识丧失,全身骨骼肌不自主、持续地强直收缩,或有节律的阵挛性收缩;也可表现为部分性发作,神志清楚或意识丧失,局限于单个肢体、单侧肢体半身性惊厥,有时半身性惊厥后产生暂时性肢体瘫痪,称为 Todd 麻痹。小婴儿,特别是新生儿惊厥表现不典型,可表现为阵发性眨眼、眼球转动、斜视、凝视或上翻,面肌抽动似咀嚼、吸吮动作,口角抽动,也可以表现为阵发性面部发红、发绀或呼吸暂停而无明显的抽搐。

三、诊断

惊厥是一个症状,通过仔细的病史资料、全面的体格检查以及必要的实验室检查,以尽快明确惊厥的病因是感染性或非感染性,原发病在颅内还是在颅外。

1.病史 有无发热及感染伴随症状,了解惊厥的特点,惊厥发作是全身性还是局限性、惊厥持续时间、有否意识障碍以及大小便失禁,有否误服毒物或药物史。出生时有否窒息抢救史或新生儿期疾病史。既往有否类似发作史。家族中有否惊厥患者。联系发病年龄及发病季节综合考虑。①新生儿时期惊厥发作常见于缺血缺氧性脑病、颅内出血、颅脑畸形、低血糖、低血钙、低血镁、低血钠、高血钠、化脓性脑膜炎、破伤风以及高胆红素血症等;②婴儿时期惊厥常见于低血钙、化脓性脑膜炎、热性惊厥(4 个月后)、中毒性脑病、低血糖及头部跌伤等;③幼儿及年长儿惊厥常见于癫痫、颅内感染、中毒性脑病及头部外伤等。

2.体格检查 惊厥发生时注意生命体征 T、R、HR、BP、意识状态以及神经系统异常体征、头围测量。检查有否颅内压增高征(前囟是否紧张与饱满,颅缝是否增宽)、脑膜刺激征和阳性神经征,以及全身详细的体格检查,如皮肤有无瘀点、瘀斑,肝、脾是否肿大。有否牛奶咖啡斑、皮肤脱失斑或面部血管瘤;有否毛发或头部畸形;并观察患儿发育进程是否迟缓以帮助明确病因。

3.实验室检查 ①血、尿、粪三大常规,有助于中毒性菌痢及尿路感染等感染性疾病诊断;②血生化检查,如钙、磷、钠、钾、肝、肾功能帮助了解有否代谢异常,所有惊厥病例均检查血糖,了解有否低血糖;③选择血、尿、粪及脑脊液等标本培养明确感染病原;④毒物及抗癫痫药物浓度测定;⑤疑颅内病变,选择腰椎穿刺、眼底检查、头颅 B 超及脑电图等检查。神经影像学检查的指征为局灶性发作、异常神经系统体征以及怀疑颅内病变时;疑外伤颅内出血时,首选头颅 CT;疑颅内肿瘤、颞叶病变、脑干及小脑病变和陈旧性出血时,首选 MRI。

四、治疗

(一)一般治疗

保持气道通畅,及时清除咽喉部分泌物;头部侧向一侧,避免呕吐物及分泌物吸入呼吸道;吸氧以减少缺氧性脑损伤发生;退热,应用物理降温或药物降温;保持安静,避免过多的刺激。要注意安全,以免外伤。

(二)止痉药物

首选静脉或肌注途径:

1.地西泮(安定)　为惊厥首选用药,1～3分钟起效,每次0.2～0.5mg/kg(最大剂量10mg),静脉推注,注入速度为1～1.5mg/min,作用时间5～15分钟,必要时每15～30分钟可重复使用2～3次。过量可致呼吸抑制及低血压;勿肌注,因吸收慢,难以迅速止惊。

2.氯羟安定(劳拉西泮)　与蛋白结合含量仅为安定的1/6,入脑量随之增大,止惊作用显著加强。因外周组织摄取少,2～3分钟起效,止惊作用可维持12～24小时。首量0.05～0.1mg/kg,静脉注射,注速1mg/min(每次极量4mg),必要时可15分钟后重复一次。降低血压及抑制呼吸的不良反应比地西泮小而轻,为惊厥持续状态首选药。国内尚未广泛临床应用。

3.氯硝西泮　亦为惊厥持续状态首选用药,起效快,作用比安定强5～10倍,维持时间长达24～48小时。剂量为每次0.03～0.1mg/kg,每次极量10mg,用原液或生理盐水稀释静脉推注,也可肌注。12～24小时可重复。呼吸抑制发生较少,但有支气管分泌物增多和血压下降等不良反应。

4.苯巴比妥(鲁米那)　脂溶性低,半衰期长,起效慢,静注15～20分钟开始见效,作用时间24～72小时。多在地西泮用药后,首次剂量10mg/kg,若首选止惊用药时,应尽快饱和用药,即首次剂量15～20mg/kg,在12小时后给维持量每日4～5mg/kg,静脉(注速为每分钟0.5～1mg/kg)或肌肉注射。较易出现呼吸抑制和心血管系统异常,尤其是在合用安定时。新生儿惊厥常常首选苯巴比妥,起效较快,疗效可靠,不良反应也较少。

5.苯妥英钠　为惊厥持续状态的常见药,可单用,或一开始就与安定合用,或作为安定奏效后的维持用药,或继用于安定无效后,效果均好。宜用于部分性发作惊厥持续状态或脑外伤惊厥持续状态。对婴儿安全性也较大。负荷量15～20mg/kg(注速每分钟0.5～1.0mg/kg),10～30分钟起效,2～3小时后方能止惊,必要时,2～3小时后可重复一次,作用维持12～24小时,12小时后给维持量每日

5mg/kg,静脉注射,应密切注意心率、心律及血压,最好用药同时进行心电监护。Fosphenytoin 为新的水溶性苯妥英钠药物,在体内转化成苯妥英钠,两药剂量可换算(1.5mg Fosphenytoin＝1mg phenytoin),血压及心血管不良反应相近,但局部注射的反应如静脉炎和软组织损伤在应用 Fosphenytoin 时较少见。

6.丙戊酸　目前常用为丙戊酸钠。对各种惊厥发作均有效,脂溶性高,迅速入脑,首剂10～15mg/kg,静脉推注,以后每小时 0.6～1mg/kg 滴注,可维持 24 小时,注意肝功能随访。

7.灌肠药物　当静脉用药及肌注无效或无条件注射时选用直肠保留灌肠:5%副醛每次0.3～0.4ml/kg;10%水合氯醛每次 0.3～0.6ml/kg;其他脂溶性药物如地西泮和氯硝西泮、丙戊酸钠糖均可使用。

8.其他　严重惊厥不止者考虑其他药物或全身麻醉药物①咪唑安定静注每次0.05～0.2mg/kg,1.5～5.0 分钟起效,作用持续 2～6 小时,不良反应同安定;②硫喷妥钠每次 10～20mg/kg,配制成 1.25%～2.5%溶液,先按 5mg/kg 静脉缓注、余者静脉滴速为 2mg/mim,惊厥控制后递减滴速,应用时需严密监制呼吸、脉搏、瞳孔、意识水平及血压等生命体征;③异丙酚负荷量为 3mg/kg,维持量为每分钟100μg/kg,近年来治疗难治性惊厥获得成功;④对难治性惊厥持续状态,还可持续静脉滴注苯巴比妥 0.5～3mg/(kg·h),或地西泮 2mg/(kg·h),或咪唑安定,开始0.15mg/kg,然后 0.5～1μg/(kg·min)。

(三)惊厥持续状态的处理

惊厥持续状态的预后不仅取决于不同的病因、年龄及惊厥状态本身的过程,还取决于可能出现的危及生命的病理生理改变,故治疗除有效选择抗惊厥药物治疗外,还强调综合性治疗措施:①20%甘露醇每次 0.5～1g/kg 静脉推注,每 4～6 小时 1 次;或复方甘油 10～15ml/kg 静滴,每日 2 次,纠正脑水肿。②25%葡萄糖1～2g/kg,静脉推注或 10%葡萄糖静注,纠正低血糖,保证氧和葡萄糖的充分供应,是治疗惊厥持续状态成功的基础。③5% $NaHCO_3$ 5ml/kg,纠正酸中毒。④防止多系统损害:如心肌损害、肾衰竭、急性肺水肿及肺部感染。⑤常规给予抗癫痫药物治疗 2 年以上。

(四)病因治疗

尽快找出病因,采取相应的治疗,参考相应章节。积极治疗颅内感染;纠正代谢失常;对复杂性热性惊厥可预防性用药,每日口服苯巴比妥 3mg/kg,或口服丙戊酸钠每日 20～40mg/kg,疗程数月至 1～2 年,以免复发;对于癫痫患者强调规范用药。

第五章　小儿头痛

第一节　概述

头痛是临床上最常见的症状之一,系颅内外对痛觉敏感的组织受刺激而致头颅上半部疼痛。小儿头痛多于学龄期前后发生,但婴幼儿也可发病。因婴儿不会说话,即使幼儿也不能准确表达,故小儿头痛的实际发病年龄与发病率难以断定。据估计在 7～15 岁儿童中,40％～80％曾经发生过头痛,18％～34％的患儿在 6 岁以前发病,但器质性病变仅占 5％以下。

一、头痛的病理生理

并不是头部的所有结构都会引起疼痛,头部的痛敏结构是有限的。对疼痛刺激敏感的组织有:①颅内结构:包括颅底动脉及其分支,硬脑膜、蛛网膜和软脑膜内的动脉,颅内静脉窦及其分支静脉,颅底硬脑膜,颅神经如三叉神经、面神经、舌咽及迷走神经等,以及颈 1～3 脊神经的分支。与此相反,其他颅内结构如颅骨、软脑膜、脑实质、脑室、室管膜、脉络丛、软脑膜静脉和颅内小血管等,它们没有或很少有感觉神经纤维分布,对疼痛刺激皆不敏感。②颅外结构:包括头皮、皮下组织、帽状腱膜和骨膜,头颈部的肌肉、血管和末梢神经等。

上述各种疼痛敏感组织发生以下病理生理改变时,即可出现各种形式和不同部位的头痛。①大脑基底动脉环及其主要分支的牵引;②颅内与颅外血管的扩张或痉挛;③血管和颅内、外结构的炎症;④头皮与颈部肌肉持久的收缩;⑤颅内压的改变或鼻窦、眼眶、中耳及牙齿髓腔内压力的改变;⑥对含有痛觉纤维的神经直接的压迫与牵引。

二、头痛的分类

根据发病的缓急可分为急性头痛(病程在 2 周内)、亚急性头痛(病程在 3 个月内)和慢性头痛(病程大于 3 个月)。根据头痛的严重程度可分为轻度头痛、中度头痛和重度头痛。根据病因可分为原发性头痛(如偏头痛和紧张性头痛等)和继发性头痛(如因感染及外伤等所致的头痛)。

国际头痛学会(IHS)2004年公布了第2版"国际头痛疾病分类",将头痛分为偏头痛、紧张型头痛、丛集性头痛和慢性发作性偏侧头痛等14类,每类头痛均有明确的诊断标准。总体上看IHS分类较切合实际,层次分明,可操作性较强,已在临床上广泛采用。在儿科,最常见的头痛是IHS分类中的Ⅰ和Ⅱ两大类,即偏头痛和紧张型头痛。

三、头痛的病因

引起小儿头痛的病因很多,一般可归纳为以下三大方面。

1.颅内疾病

(1)颅内感染性疾病:各种脑炎和脑膜炎等。

(2)颅内占位性病变:颅内肿瘤、脑脓肿、结核瘤及肉芽肿等。

(3)颅内高压症:脑积水、脑水肿及良性颅内高压症等。

(4)颅内低压症:脑脊液漏、腰穿后及脑积水分流术后等。

(5)脑血管病变:颅内动静脉畸形、颅内出血、蛛网膜下腔出血、颅内静脉窦血栓形成、各种脑动脉炎和静脉窦炎等。

(6)颅脑外伤。

(7)发作性头痛:偏头痛,以及癫痫发作前后头痛等。

2.颅外疾病

(1)眼源性头痛:屈光不正、先天性青光眼、眶内占位性病变(如肿瘤、脓肿、血肿和肉芽肿)等。

(2)鼻源性头痛:急慢性鼻炎、鼻窦炎以及鼻咽癌等。

(3)耳源性头痛:急慢性中耳炎、乳突炎及乳突脓肿等。

(4)齿源性头痛:龋齿、牙周炎、齿槽脓肿以及颞颌关节炎等。

(5)颈源性头痛:颈肌损伤、炎症,颈椎炎症、脓肿、肿瘤、骨折及脱臼等。

(6)头皮及颅骨病变:头皮炎症,颅骨骨髓炎、骨折,枕大神经痛,三叉神经痛等。

3.全身疾病

(1)急性感染性疾病:呼吸道感染(如上呼吸道感染、流感及肺炎)、伤寒及败血症等。

(2)慢性全身性疾病:结核病、结缔组织病、内分泌疾病(如甲状腺功能亢进)以及代谢性疾病(如尿毒症)等。

　　(3)心血管疾病:高血压、高血压脑病、主动脉缩窄及法洛四联症等。

　　(4)血液系统疾病:贫血及白血病等。

　　(5)急慢性中毒:铅中毒、一氧化碳中毒及农药中毒等。

　　(6)急慢性缺氧:肺性脑病及高山缺氧综合征等。

　　(7)其他:紧张性头痛、癔症性头痛以及精神病初期等。

四、头痛的诊断

　　头痛的诊断过程,包括区别是否真性头痛,头痛的严重程度,头痛的性质(器质性、功能性和心因性)及头痛的原因。主要方法是详细采集病史,全面的内科及神经科体检,针对性的辅助检查。应遵循以下原则:①详细询问患儿的头痛家族史、平素的心境和睡眠情况。②头痛发病的急缓,发作的部位、性质、程度、时间、频率、缓解及加重的因素;注意婴幼儿常不能诉述头痛而仅有烦躁、哭吵的表现。③先兆症状及伴发症状等。④详细进行体格检查,并根据个体情况选择合适的辅助检查,如颅脑 CT 或 MRI 检查、鼻窦摄片以及腰椎穿刺脑脊液检查等。

五、头痛的治疗

　　主要包括:①减轻或终止头痛发作的症状;②预防头痛的复发;③力争对头痛进行病因治疗。

第二节　　偏头痛

　　偏头痛是一种反复发作的神经血管性头痛,多在单侧,每次发作性质与过程相似,间歇期正常。可伴发恶心、呕吐、视觉改变以及对光和声音的过度敏感等症状。

一、流行病学

　　在小儿神经门诊初诊病人中,22%的患儿以头痛为主诉,其中约 1/2 为小儿偏头痛。关于偏头痛的流行病学调查,由于调查的年龄范围、诊断标准及调查方式不同,调查结果往往存在差异。偏头痛可见于任何年龄的儿童,特别是青春期前后的女孩。小儿偏头痛发病年龄多为 6~10 岁,平均 7.5 岁;但 6 岁以前发病也不少见,文献报告有 5 个月起病者。一般来讲,在 6~12 岁儿童中,偏头痛的患病率为 2%~5%;此后随年龄增加而逐渐增多,14 岁左右患病率约为 10%;成人患病率为

10%～30%。在所有儿童中，偏头痛的发病率为3%～7%。青春期前男女发病率相等或男略多于女，青春期后女孩发病率明显高于男孩。

二、病因与发病机制

偏头痛真正的病因与发病机制尚未明确，提出了许多学说，但偏头痛发作时颅内、外血管舒缩障碍已被证实。目前认为偏头痛是在遗传素质基础上形成的局部颅内外血管对神经，体液调节机制的阵发性异常反应。紧张、恐惧、激动、睡眠不足、气候变化、噪声、闪光刺激以及某些特殊食物的摄入（如奶酪和巧克力）等因素，均可诱发偏头痛发作。

1.遗传因素　现认为偏头痛与遗传有关，其阳性家族史为50%～80%。双亲都患偏头痛的，其子女患偏头痛的约占70%；单亲患偏头痛的，子女的患病机会约50%；单卵双胎共同发生率为50%以上。这些都表明遗传因素在偏头痛发生中的重要作用，为多基因遗传。但基底动脉型偏头痛和家族性偏瘫型偏头痛例外，呈常染色体显性遗传。家族性偏瘫型偏头痛的致病基因可能定位于19p13.1-13.2。Ducros等于1997年将家族性偏瘫型偏头痛的致病基因定位于1q21-23，提示该病具有遗传异质性。

2.血管源学说　认为偏头痛的先兆症状与颅内血管的收缩有关，随后由于颅内、外血管的扩张，血管周围组织产生血管活性多肽，导致无菌性炎症而诱发头痛。20世纪90年代Olsen进一步发展了血管源学说，提出有先兆和没有先兆的偏头痛是血管痉挛程度不同的同一疾病。

3.神经源学说　认为偏头痛时神经功能变化是首要的，血流量的变化是继发的。

(1)神经递质假说：5-HT在偏头痛的发病中具有重要作用，它可使血管壁产生无菌性炎症或通过受体使脑血管收缩导致局部脑血流下降引起头痛。β-内啡肽、甲硫脑啡肽、P物质、儿茶酚胺、组织胺、血管活性肽和前列环素等神经递质，亦与偏头痛的发生有关。

(2)扩散性抑制假说：是指各种因素刺激大脑皮层后出现的由刺激部位向周围组织呈波浪式扩展的皮层电活动抑制。这种抑制以波的形式非常缓慢地通过皮质区，皮层扩散性抑制伴有明显的大脑血流减少（持续2～6个小时）。此假说可以充分解释偏头痛发作的神经功能障碍，但不能成功地解释头痛。

4.三叉神经血管反射学说　是指三叉神经传入纤维末梢释放P物质及其他神经递质，传出神经作用于颅内外血管，引起头痛和血管扩张。偏头痛作为一种不稳定的三叉神经-血管反射,伴有疼痛控制通路中的节段性缺陷,使得从三叉神经脊核来的过量冲动发放以及对三叉丘脑束或皮质延髓束来的过量传入冲动发生应答,最终引起脑干与颅内血管发生相互作用。

5.其他学说　有关偏头痛发病机制尚有低镁学说、高钾诱导血管痉挛学说、自主神经功能紊乱学说及大脑细胞电流紊乱学说等。

三、临床表现

小儿偏头痛的临床表现与成人基本相似,但与成人比较又有许多不同之处,小儿偏头痛发作时的症状不如成人鲜明,但胃肠道症状非常突出。小儿偏头痛的临床特点是:①发作持续时间短,但发作次数较频;②双侧头痛多见,偏侧头痛相对少见;③视觉症状及头痛为搏动性较少见;④胃肠道症状突出,常伴有恶心、呕吐及腹痛;⑤有家族遗传史者多见;⑥伴夜尿、夜惊、夜游症及晕车晕船者多见。

1.有先兆的偏头痛　旧称经典型偏头痛,多数患儿先兆先于头痛发作,少数与头痛同时发作,偶尔在头痛后发作,个别病例只有先兆而没有偏头痛发作。先兆以视觉症状最常见,如眼前出现不同形状的闪烁暗点、"冒金星"、城垛样闪光、视物模糊不清、偏盲以及黑蒙等,亦可出现视幻觉和视物变形或变色,持续数分钟至数小时。头痛发作往往开始于一侧额颞部、眶上或眶后,偶尔出现在顶部或枕部,呈搏动性(跳痛)或胀痛,可扩展到半侧头部或全头部,亦有左右交替发作者。头痛时有伴随症状,如恶心、呕吐、腹痛及面色苍白等。头痛持续时间长短不一,短时数小时或更短,长时 1～2 天,一般持续 2～3 小时。发作后入睡,醒后头痛消失。头痛可每日发作一次,或数周、数月至数年发作一次。

2.没有先兆的偏头痛　旧称普通型偏头痛,最常见,是青春期前儿童最常见的头痛发作形式。头痛前没有明确的先兆,但常有一些非特异症状,如嗜睡、疲劳、周身不适以及食欲减退等。常为双侧额或颞部疼痛,大约一半患儿头痛性质为搏动性,头痛程度比经典型偏头痛轻,持续时间 0.5～2 小时。70％有恶心、呕吐或腹痛等胃肠道症状。

3.特殊类型的偏头痛

(1)偏瘫型偏头痛:头痛开始或头痛不久出现头痛对侧肢体瘫痪,可伴有瘫痪肢体麻木,持续时间长时可致瘫痪肢体抽搐。偏瘫一般较轻,持续数小时至 1～2 日,重者可达数日,一般均能完全恢复。可分两类:家族性多呈常染色体显性遗传;散发性可表现为经典型、普通型和偏瘫型偏头痛的交替发作。

(2)基底动脉型偏头痛:多见于儿童(女孩多于男孩)或年轻女性。有明确的起源于双侧枕叶或脑干的先兆症状,视觉症状如闪光、暗点、视物模糊及黑矇等,脑干症状如眩晕、复视、眼球震颤、耳鸣、构音障碍、共济失调、双侧肢体麻木及无力等,甚至可出现短暂的意识丧失。先兆症状多持续数分钟或数十分钟,而后出现枕部搏动性疼痛,常伴恶心和呕吐,发作持续数小时。有时头痛也可先出现或与诸多神经症状同时发生。

(3)眼肌瘫痪型偏头痛:多在 12 岁以前发病,有时见于婴幼儿。眼眶部疼痛伴有动眼神经完全性或不全性麻痹,部分病例同时累及滑车和展神经,出现眼球运动障碍。眼肌瘫痪可在头痛前或后或同时发生,以上眼睑下垂最常见,重者眼外肌全部瘫痪,伴瞳孔散大,眼球固定,光反应消失。疼痛可持续数小时,眼肌瘫痪可持续数日至数周。

(4)可能为偏头痛先驱或与偏头痛有关的周期性综合征:即过去所称的偏头痛等位症,是指临床出现短暂性神经功能障碍而当时头痛只是次要症状,甚至不出现头痛的一组综合征。特点是周期性发作,与偏头痛发作有相似的间歇期及相同的诱发因素,应用治疗偏头痛的药物有效。主要包括良性阵发性眩晕、周期性呕吐(再发性呕吐)、腹型偏头痛、儿童交替性偏瘫以及阵发性斜颈等。

四、诊断

关于偏头痛的诊断,目前还没有一个客观的生物学指标,主要根据临床症状及阳性家族史加以诊断。至于辅助检查对偏头痛的诊断是不必要的,其价值在于排除非偏头痛疾病。

2004 年 IHS 制定了没有先兆的偏头痛诊断标准是至少有 5 次发作符合下列条件:①小儿头痛发作持续 1～72 小时;②头痛至少具有下列 4 项中的 2 项特点:a.单侧头痛,b.搏动性头痛,c.中度或重度头痛,影响日常生活,d.日常体力活动(如上楼梯)时头痛加重;③头痛时至少有下列 2 项中的 1 项表现:a.恶心和(或)呕吐,b.畏光及畏声;④病史、体检及各项检查未发现全身或中枢神经系统器质性疾病,如有其他疾病需有证据说明与头痛发作无关。

有先兆的偏头痛诊断标准是:a.符合以下 b～d 特点的发作≥2 次。b.能完全可逆的视觉、感觉或言语症状,但无运动障碍。c.至少符合以下两条:①至少 1 种先兆症状逐渐发展时间≥5 分钟和(或)不同先兆症状接连出现≥5 分钟;②先兆症状持续时间 5～60 分钟;③视觉症状和(或)感觉症状。d.不归因于其他疾患。此外,病史、体检及各项检查应未发现全身或中枢神经系统器质性疾病,如果有其他疾病需有证据说明与头痛发作无关。

HIS 制定的偏头痛诊断标准过于繁琐及严格,不便于临床工作时应用。并且此诊断标准是面对整个人群的,由于小儿偏头痛的症状主诉、发作方式与成人不尽相同(比如小儿的发作时间较短,单侧性和畏声在小儿较少见),故有不少针对儿童的修改性意见。比较认同的有以下几点:①发作头痛时伴有腹痛、恶心或呕吐;②偏侧头痛;③头痛性质呈跳动或搏动性、刺痛性;④经短暂时间后能完全缓解;⑤有视觉、感觉或运动性先兆;⑥在一级亲属中有一个或更多成员有头痛史。头痛特征如具有以上几项中之三项以上,则较支持偏头痛的诊断。

迄今尚无一致公认的偏头痛诊断标准,但以下几点受到普遍的赞同:①反复发作性的头痛,间歇期完全正常,排除其他器质性疾病引起的头痛;②具备以下 6 条中的 3 条:a.头痛发作时伴有恶心、呕吐,头痛时或不头痛时有发作性腹痛;b.偏侧头痛;c.搏动性头痛;d.短期休息或睡眠后缓解;e.有视觉异常等先兆;f.有偏头痛家族史。这比较符合 Prensky 提出的小儿偏头痛诊断标准。

五、治疗

治疗的目的是减轻或终止头痛发作,缓解伴发的症状,预防头痛的复发。分为发作期治疗和预防性治疗。

1.发作期治疗　宜在光线较暗的房间内静卧休息,一般患儿若能入睡,醒后头痛可自行缓解。通常应早期给予止痛及镇静药物,轻-中度头痛选用解热镇痛剂,中-重度头痛选用麦角胺制剂或曲普坦类药物。伴恶心、呕吐者可用甲氧氯普胺或氯丙嗪;伴眩晕或头晕者可用地芬尼多或东莨菪碱等治疗。

(1)解热镇痛剂:常用对乙酰氨基酚每次 $10\sim15mg/kg$、阿司匹林每次 $10\sim15mg/kg$、布洛芬每次 $5\sim10mg/kg$ 以及奈普生每次 $5\sim10mg/kg$ 等,在头痛早期服用有效。

(2)麦角胺制剂:如麦角胺及双氢麦角胺等,对颅外动脉有收缩作用。常用的复方片剂为麦角胺咖啡因(每片含麦角胺 1mg 和咖啡因 100mg),学龄儿童用量每次 1 片,对终止头痛发作有效。但必须在先兆一出现或头痛刚出现时(发作早期)服用,否则无效。

(3)曲普坦类药物:如舒马曲坦,是一种选择性 5-羟色胺受体激动剂,具有高度选择性地收缩颈动脉作用,为治疗偏头痛急性发作有效而昂贵的药物。但其在小儿偏头痛中的应用经验有限。

2.预防性治疗　偏头痛的预防第一步就是要消除或减少发作的诱发因素,如避免情绪紧张、劳累、睡眠不足、声及光刺激,不进食含奶酪食物等。仍有头痛发作者可酌情给予下列药物治疗。

(1)β受体阻断剂:常用普萘洛尔,剂量为2mg/(kg·d),分3次口服。为防止低血压及心率减慢副作用发生,应从小量0.5～1mg/(kg·d)开始,缓慢加量直至可以耐受。疗程一般6～12个月,病情控制后缓慢渐停,以免发生症状反跳现象。有哮喘病史者禁用。

(2)组胺受体阻断剂:常用赛庚啶,剂量为0.2～0.4mg/(kg·d),疗程6～12个月或更长。

(3)5-羟色胺受体阻断剂:常用苯噻啶,兼有组胺受体拮抗作用。剂量为每次0.5～1mg,每日2～3次。青光眼者禁用。

(4)钙通道阻滞剂:常用氟桂利嗪,剂量为每晚睡前服2.5～5mg,一般疗程2～3个月。

(5)其他药物:丙戊酸,卡马西平,托吡酯,可乐定,苯乙肼,阿米替林等。

六、预后

偏头痛病程较长,但预后良好。据对确诊的73例偏头痛儿童30年观察随访,在发病开始6年内缓解率为62%,在30岁时缓解率降为40%(部分人再发),但大多数发作程度轻,频度较儿童期少,30%病人自始至终头痛。近年有报道小儿偏头痛发作过程中有时并发脑梗死,被称为偏头痛脑卒中,其机制不明,可能与血小板聚集后的微血栓形成有关。

第三节　紧张性头痛

又称紧张型头痛(TTH)或肌收缩性头痛,是由于头颈部肌肉的痉挛收缩而引起的疼痛,属于心身性疾病,预后良好。目前这类头痛是小儿非器质性头痛中较常见的类型,其终身患病率为37%～78%。紧张性头痛的发病率比偏头痛高7倍,儿童及青少年因为学习压力大以及生活节奏加快,发病率有所上升。

一、病因与发病机制

尚未完全明了。可能与多种因素有关,如肌肉或肌筋膜结构收缩或缺血,细胞内、外钾离子转运障碍,中枢神经系统内单胺能系统慢性或间断性功能障碍等;亦与情绪紧张、应激、抑郁及焦虑所致的持久性颈肩部肌肉痉挛和血管收缩引起的牵涉痛有关。

二、临床表现

头痛表现为胀痛、紧箍感或重压感等,位于双侧枕颈部、额颞部或全头部,呈轻-中度发作性或持续性疼痛。疼痛部位肌肉可有触痛或压痛点。头痛发作经常与面临考试或焦虑情绪相关,日重夜轻或时重时轻,可持续数日至数周不等。不伴有恶心、呕吐、畏光或畏声等症状。然而,由于患儿对头痛症状描述的困难,临床实践中有时难以将本病与偏头痛区别开来,两者还可能发生在同一个患儿身上。

三、诊断

详细而准确的病史和体检是诊断紧张性头痛的基础,但必须排除其他原因引起的头痛。诊断过程中,应尽可能找出引起患儿紧张性头痛发作的精神因素,这些患儿常存在学习压力或缺少自信心。

紧张性头痛分为发作性与慢性两种。2004 年 HIS 制定了发作性紧张性头痛的诊断标准为:①经历下列②~④的发作至少 10 次。②头痛持续 30 分钟~7 天。③有下列头痛特点至少 2 项:a.重压或紧箍性质;b.轻至中度程度;c.双侧性;d.不因日常的体育活动而加重。④符合下列 2 项:a.无恶心或呕吐;b.无畏光或畏声。2004 年头痛国际分类法(ICHD-2)增加了不频繁和频繁的 TTH 两种新分类,每月发作少于 1 天(或每年少于 12 次)者称为不频繁的发作性 TTH;连续 3 个月内,每月发作多于 1 天但少于 15 天(或 1 年多于 12 天,少于 180 天)者称为频繁的发作性 TTH;平均每月有≥15 天(≥180 天/年)仍称为慢性紧张型头痛。

四、治疗

对于紧张性头痛最好的治疗方法是向患儿解释其病情,非常实际地让患儿试着调节自己的精神状况。祛除相关精神因素,是缓解头痛发作的关键措施。心理行为治疗中的松弛训练,通过放松头颈部紧张的肌肉,以达到减轻或终止头痛之目的。

根据患儿的个体情况可给予适当的药物治疗,针对头痛发作可用解热镇痛剂如对乙酰氨基酚等,有焦虑或抑郁症状者可用百忧解等,失眠者可用艾司唑仑等。

第六章　小儿癫痫

癫痫是由多种病因引起的慢性脑部疾患,以脑部神经元过度放电所致的突然、反复和短暂的中枢神经系统功能失常为特征。根据所侵犯神经元的部位和发放的范围,可表现为运动、感觉、意识、行为及自主神经功能等不同脑功能障碍。2005年国际抗癫痫联盟(ILAE)对癫痫推荐的定义为:癫痫是一种脑部疾患,其特点是持续存在能产生癫痫发作的脑部持久性改变,并出现相应的神经生物学、认知、心理学以及社会学等方面的后果。规范合理的抗癫痫药物治疗,其控制率达70%～80%左右。

一、流行病学

我国癫痫的年发病率30/10万,以此推断,每年我国新发癫痫在40万例左右;我国癫痫的患病率(又称现患率)一般在4‰～7‰左右,由此推算,我国应有600万左右的癫痫患者。据世界各国流行病学调查,癫痫发病率差异很大,多数结果表明癫痫的年发病率为24/10万～53/10万之间,多数发展中国家癫痫发病率高于发达国家;世界卫生组织估计,全球大约有5000万癫痫患者。

我国儿童癫痫年发病率的报道较少,多数儿童病例在10岁之前发病,其中生后头1年发病率最高,随着年龄的增长,发病率有所下降。加拿大资料1岁内发病率118/10万,1～5岁组发病率降至48/10万,11～15岁降至21/10万。所以癫痫是一世界范围常见病和多发病,也是小儿神经系统的常见病。

二、病因

癫痫的病因复杂多样,构成癫痫发作的因素包括遗传因素、脑内致痫性损伤因素以及诱发性因素等,不同的年龄往往有不同的病因范围。在临床上通常分为以下三大类:

1.特发性　又称原发性,是指除存在或者可疑的遗传因素以外,找不到其他病因,往往有年龄特点,预后良好。原发性癫痫可表现为全身性发作或部分性发作,但全身性癫痫的遗传性因素高于部分性癫痫。EEG背景波正常,呈特定部位局限性或双侧对称同步痫样放电。原发性癫痫是癫痫遗传学研究的主要对象,现在的研究显示,特发性癫痫多为中枢神经系统的离子通道异常。

2.症状性　指能找到明确病因的癫痫,包括脑结构异常或者影响脑功能的各种因素。小儿症状性癫痫常见病因有脑发育异常如脑回畸形及灰质异位;各种原因导致的脑损伤如围生期损伤、中枢神经系统感染或后遗症、头部外伤、中毒、水电解质紊乱、内分泌功能紊乱、低血糖以及维生素缺乏等;脑血管病变如颅内出血、血管内膜炎、血栓、梗死和血管畸形等;以及其他代谢性、脑变性和全身性疾病;另外一些与遗传有关的代谢性疾病及综合征常合并癫痫如神经皮肤综合征(常见结节性硬化、多发性神经纤维瘤病和脑三叉神经血管瘤病)、Rett 综合征、Angelman 综合征、线粒体脑病以及假性甲状旁腺功能低下等均可有癫痫发作。这类癫痫可有多种形式的临床发作,除有局限性脑电异常外,EEG 背景波多异常,并有大量的痫样发电。

3.隐源性　即可能为症状性。尽管临床的某些特征提示为症状性,但以目前的认识水平或检查的手段尚未发现病因。随着医学的进步与检查手段的不断发展和丰富,能够寻找到病因的癫痫病例越来越多。

三、发病机制

癫痫的发病机制虽然有许多进展,但没有一种能解释全部的癫痫发作,多数认为不同癫痫有着不同的发病机制。神经元的高度同步化发放是癫痫发作的特征,其产生的条件涉及一系列生化、免疫以及遗传等方面的变化。

1.生化方面　如引起神经元去极化而发生兴奋性突触后电位的兴奋性氨基酸(谷氨酸、天冬氨酸及其受体激动剂 N 甲基天冬氨酸、红藻氨酸和使君子氨酸等)活力增加;引起神经元超级化而发生抑制性突触后电位的抑制性氨基酸(γ-氨基丁酸、牛磺酸、甘氨酸、5-羟色胺及去甲肾上腺素等)活力减弱,γ-氨基丁酸受体减少均可使细胞兴奋性增强;脑部活性自由基(O_2^-、QH^-、H_2O_2 及 NO 等)增多对机体细胞的毒性作用;钙通道开放致 Ca^{2+} 异常内流以及细胞内 Ca^{2+} 结合蛋白减少等,使细胞内 Ca^{2+} 积蓄,造成细胞坏死。Ca^{2+} 向细胞内流是癫痫发作的基本条件。

2.免疫方面　免疫的异常如细胞免疫功能低下;体液免疫中 IgA 等的缺乏,抗脑抗体的产生均是癫痫发作的潜在原因。

3.遗传方面　遗传因素是导致癫痫、尤其是经典的特发性癫痫的重要原因。分子遗传学研究发现,大部分遗传性癫痫的分子机制为离子通道或相关分子的结构或功能改变。到目前为止部分单基因及多基因遗传性癫痫的致病基因已明确。

四、癫痫发作分类

对癫痫发作进行分类,有助于临床上对抗癫痫药物的选择以及对不同发作药物疗效的评估;有助于研究发作症状学与脑结构系统之间的关系。癫痫的分类一直繁多,目前神经科沿用的分类是国际抗癫痫联盟(ILAE)1981 年提出的"癫痫发作分类",依据临床发作形式和脑电图改变分类;1989 年"癫痫与癫痫综合征的分类",除依据临床发作形式及脑电图改变外,还结合发病年龄、病因及转归。2001年国际抗癫痫联盟关于癫痫发作和对癫痫诊断的建议,其中关于对癫痫发作的类型,癫痫和癫痫综合征新的分类。

五、临床表现

(一)部分性发作

部分性发作的临床与脑电图异常放电局限在脑某一部位或从某一局部开始。发作时不伴意识障碍为简单部分性发作;伴有意识障碍为复杂部分性发作;部分性发作也可泛化为全面性发作,而且脑电图由局部放电演变为全脑性放电。

1.简单部分性发作　发作开始意识多不丧失,最初发作表现可反映癫痫起源的脑区。

(1)运动性症状:包括:①仅为局灶性运动症状,多为阵挛性发作,任何部位都可以出现局灶性抽搐;②Jackson 发作,即发作从一侧口角开始,依次波及手、臂和肩等;③偏转性发作,眼、头甚至躯干向一侧偏转;④姿势性发作,表现为某种特殊姿势,如击剑样姿势;⑤抑制性运动发作,发作时动作停止,语言中断,意识不丧失;⑥发音性发作,表现为重复语言或言语中断;⑦半侧发作。

(2)感觉症状:包括:①躯体感觉性发作(麻木及疼痛等);②特殊感觉异常(视、听、嗅和味)及幻觉;③眩晕性发作。

(3)自主神经性症状:包括:胃部不适症状、潮红、苍白、冷汗、心悸、竖毛肌收缩以及瞳孔散大等。

(4)精神症状:常见于复杂部分性发作,包括认知障碍、记忆力障碍、情感问题(恐惧和愤怒)、错觉(视物变大和变小)及幻觉。

2.复杂部分性发作　有意识障碍、发作性感知觉障碍以及梦游状态等。常有"自动症",是意识障碍下的不自主动作,表现为口咽自动症、姿势自动症、手部自动症、行走自动症和言语自动症。复杂部分性发作可从单纯部分性发作开始,随后出现意识障碍,也可从开始即有意识障碍。可见于颞叶或额叶起源的癫痫。EEG 在发作时有颞、额区局灶性放电。

3.部分性发作继发为全身性发作　小婴儿部分性发作时由于难以确定婴儿发作时的意识水平,往往表现为:①反应性降低:动作突然减少或停止,无动性凝视或茫然,有人称为"颞叶假性失神"或"额叶失神",但不是真正的失神发作。②自动症:常见为口部的简单自动症(如咂嘴、咀嚼、吞咽及吸吮等较原始的动作);或躯干肢体无目的不规则运动,与正常运动很相似。③自主神经症状:呼吸暂停、呼吸节律改变、发绀、面色苍白、潮红、流涎及呕吐。婴儿自主神经症状较年长儿为多,年长儿很少以自主神经症状作为主要内容的发作。④惊厥性症状:表现为眨眼、眼球震颤或口角抽动、扭转或姿势性强直、局部肢体轻微阵挛,与年长儿相比,发作较轻。

2001年的癫痫发作分类不同于1981年的发作分类,要点包括:①将癫痫发作分为自限性和持续性,在这两种发作的范畴内,又分为全面性和局灶性两类;②在局灶性发作中不再分为单纯性和复杂性;③在"局灶性感觉性发作"及"局灶性运动性发作",不再承认有"自主神经症状",自主神经症状多为癫痫发作伴随现象;④发作的类型明显增多。

(二)全身性发作

全身性常有意识障碍,运动性症状是对称性的,脑电图上表现两侧大脑半球广泛性放电。

1.强直-阵挛性发作　发作时突然意识丧失,瞳孔散大,全身肌肉强直或阵挛或强直-阵挛性收缩。强直发作以肌群持续而强烈的收缩为特征,肢体躯干固定在某个姿势5～20秒钟。有时表现为轴性强直,头、颈后仰,躯干极度伸展呈角弓反张;有时表现为"球样强直发作",低头、弯腰、双上臂举起及屈肘,持续2～3秒,站立时发作会摔倒;有时轻微的强直发作,表现为眼球上转、眨眼或眼球震颤,称为"强直性眼球震颤"。阵挛发作是指肢体及躯干呈有节律性重复的收缩为特征。强直-阵挛性发作是指强直期后,逐渐演变为阵挛期,最终结束发作。EEG特征表现为背景活动正常或非特异性异常,发作间期异常波在两半球可见棘波、尖波、棘慢波和多棘波等;发作期EEG强直期以10～20Hz节律性棘波发放开始,波幅渐高而频率渐慢;发作结束后可见弥漫性慢波活动,逐渐恢复背景活动。

2.肌阵挛发作　表现为某个或某组肌肉或肌群快速有力的收缩,不超过0.2秒,抽动后肢体或躯干立即恢复原来的姿势(状态),屈肌比伸肌更易受累,上肢明显。婴儿期肌阵挛的特点有2种:①全身性粗大肌阵挛,表现为躯干、颈部以及四肢近端突然猛烈抽动,动作幅度大、孤立的或连续的。EEG表现为高波幅多棘慢波爆发,或突然广泛低电压。②散在游走性肌阵挛,表现为四肢远端、面部小组肌群幅度较小的抽动,多部位游走性,EEG 为持续性弥漫性慢波多灶性棘波、尖波。

3.失张力发作 表现为突然发生的肌张力减低或丧失,不能维持原来的姿势,导致突然跌倒或姿势不稳。有时发作时间短暂,在未摔倒在地时意识已恢复,可立即站起;长时间的失张力发作可持续一至数分钟,表现全身松软,凝视,但无运动性症状。EEG 发作间期和发作期可表现为全导棘慢波或多棘慢波发放;发作期还可表现为低波幅或高波幅快活动和弥漫性低电压。

4.失神发作 分为典型失神和不典型失神,典型失神主要见于儿童失神癫痫和青少年失神癫痫;不典型失神主要见于 Lennox-Gastaut 综合征,也可见于其他儿童癫痫综合征。

(三)癫痫综合征

不同年龄段常见的癫痫综合征的诊断要点介绍如下。

1.良性家族性新生儿惊厥 为常染色体显性遗传,往往有惊厥家族史,基因定位多位于 20q13.2,少数定位于 8q 染色体上,致病基因为 KCNQ2 和 KCNQ3。生后 2～3 天内发病,惊厥形式以阵挛为主,可以表现为某一肢体或面部抽动,也可表现为全身阵挛;少数表现为广泛性强直。有时表现为呼吸暂停,发作频繁,发作持续时间较短。从病史及体格检查中找不到病因,脑电图无特殊异常,生化检查及神经影像学检查均正常。预后良好,多于 1～2 个月内消失,大约 10%～14% 小儿转为其他类型癫痫。

2.良性新生儿惊厥 本病遗传不明显。90% 病例在生后 4～6 天内发病,其中又以生后第 5 天发病最多,又称"五日风"。男孩略多于女孩。本病病因不太清楚,无代谢异常。惊厥多表现为阵挛发作,有时伴有呼吸暂停,发作频繁,有时可呈癫痫持续状态。脑电图在发作间期常可见尖型 θ 波。本病预后良好,现在认为不需要诊断癫痫。

3.早发性肌阵挛脑病 生后第 1 天或数天以内起病;主要表现为难治性频繁的肌阵挛发作;脑电图也表现为暴发抑制波形;本病可能与遗传代谢障碍有关,而无明显的神经影像学异常;本病预后不良,多数早期死亡。

4.大田原综合征 生后 3 个月以内发病,多在 1 个月之内起病;主要为强直痉挛性发作;脑电图表现为暴发抑制波形;常见病因为脑部结构异常,也有隐源性病因。本病治疗困难,大多数病例有严重智力低下,预后差。部分病例在 3～6 个月演变为婴儿痉挛的临床与 EEG 特征。

5.婴儿痉挛 又称为 West 综合征,较常见的严重的癫痫综合征。多在 3～10

个月发病；临床以频繁的强直痉挛发作为特征，可分为屈曲型、伸展型及混合型。屈曲型表现为点头、弯腰、屈肘及屈髋等动作。伸展型表现为头后仰、两臂伸直以及伸膝等动作。混合表现为部分肢体为伸展，部分肢体为屈曲。EEG 表现为高度失律，各导联见到不规则、杂乱、不对称、高波幅慢波、棘波、尖波及多棘慢波。引起本病的继发性原因多种多样，如脑发育障碍所致的各种畸形、宫内感染、围生期脑损伤、核黄疸、免疫缺陷、代谢异常、生后感染、窒息以及染色体异常等因素，均可引起本病。其中，10%为结节性硬化。本病常合并严重的智力倒退或运动发育落后，多数病儿转变为其他形式的发作，特别以 Lennox-Gastaut 综合征最为多见。

6.婴儿良性肌阵挛癫痫　6 个月～2 岁间发病，患儿神经发育正常；发作表现为全身肌阵挛；EEG 发作期表现为弥漫性棘慢波或多棘慢波，发作间期常无异常放电；以后良好。

7.婴儿重症肌阵挛癫痫　1978 年 Dravet 首次描述本病，目前明确其致病基因为 SCN1A。一般在 5～6 个月时出现第一次惊厥，往往伴有发热或在惊厥前有感染或预防接种史，初起发作形式为阵挛或强直-阵挛，以后才呈肌阵挛发作，形式多样，可为全身抽动或某个肢体抽动，发作时常摔倒。自惊厥开始后，智力及语言发育逐渐落后或共济失调。EEG 第一年往往正常，第二年后出现弥漫性棘波、棘慢波或多棘慢波。本病治疗困难，不易控制发作。

8.Lennox-Gastaut 综合征　1～8 岁发病，临床发作形式多样性是本综合征的特点，如强直发作、不典型失神、失张力发作和肌阵挛发作，患儿可同时存在几种发作形式，也可由一种形式转变为另一种形式；EEG 在发作间期表现为全导 0.5～2.5Hz慢的棘慢波。2/3 的病例可发现脑结构的异常或在惊厥前已有精神运动发育落后的表现。本综合征预后不良，治疗困难。

9.肌阵挛-站立不能发作癫痫　又称 Doose 综合征，都有遗传因素。多在 5 岁以内发病，男孩明显多于女孩。临床发作以肌阵挛-站立不能发作为特征性表现，表现为点头、弯腰以及两臂上举，常有跌倒，不能站立。EEG 在发作期或发作间期均可见到不规则棘慢波或多棘慢波，背景波正常。多数病例治疗效果较好。

10.儿童良性癫痫伴有中央-颞区棘波　是小儿癫痫中常见的一种类型，多在5～10 岁间发病，本病与遗传有关，往往有癫痫家族史。发作多在入睡后不久或清醒前后发生。表现为口咽部感觉异常及运动性发作，随后出现半侧面部肌肉抽搐及同侧上下肢抽动，有时可发展为全身性抽动。10%～20%病儿仅有一次发作，另有 10%～20%病例发作频繁。本病体格检查神经系统正常，智力正常。神经影像学检查正常。大部分病儿 EEG 背景活动正常，在中央区或中央颞区出现棘波或尖波,随后为一低波幅慢波,可单独出现或成簇出现。异常放电在入睡后增加,大约30%病儿仅在入睡后出现。本病预后良好,青春期后大多停止发作。

11.具有枕区放电的小儿癫痫 发病年龄多见于4～8岁,男孩略多于女孩。发作可在清醒或入睡时,惊厥表现为半侧阵挛发作或扩展为全身强直-阵挛发作。惊厥前部分病儿出现视觉症状,如一过性视力丧失,视野出现暗点及幻视等。1/3病例发作后有头痛、恶心及呕吐。EEG在发作间期表现为枕部和后颞部出现一侧或双侧高波幅棘波或尖波,这种异常放电睁眼时消失,闭眼后1～20秒重复出现。

12.获得性失语性癫痫 又称为Landau-Kleffner综合征,4～7岁发病最多,男孩多于女孩,发病前语言功能正常,听觉失认为特征,失语表现为能听见声音,但不能理解语言的含意,逐渐发展为语言表达障碍。大约有一半病人首发症状是失语,另1/2病人首发症状为惊厥,惊厥为部分性发作或全身性发作;约有17%～25%病儿没有惊厥发作;2/3病人有明显的行为异常。EEG背景波正常,一侧或双侧颞区阵发性高幅棘波、尖波或棘慢波,睡眠时异常放电明显增多。本病预后表现不一,大多能控制惊厥发作,发病年龄小的患儿语言恢复困难。

13.慢波睡眠中持续棘慢波的癫痫 发病为年龄依赖性,多在3～10岁发病,临床上存在获得性认知功能障碍,80%～90%的患者有部分性或全面性发作。EEG呈现慢波睡眠中持续性癫痫样放电。多伴有全面的智力倒退。

14.儿童失神癫痫 4～8岁起病,6～7岁发病最多,女孩多于男孩。失神发作表现为突然发生的意识丧失,两眼凝视前方,停止正在进行的活动,持续数秒～1分钟左右后意识恢复,发作频繁,每天数次至数十次。EEG表现为双侧对称、弥漫性高波幅每秒3次棘慢波。过度换气可以诱发典型的脑电和临床发作。有一定的遗传倾向;预后良好。

15.青少年失神癫痫 青春期左右发病,7～17岁起病,发病年龄高峰在10～12岁,男女性别无差异,失神发作频率较少,不一定每天均有发作,多伴有全身强直-阵挛发作。EEG表现为对称的棘慢波,每秒3.5～4次,额部占优势。本病治疗反应好。

16.少年肌阵挛癫痫 青春期前后发病,男女性别无大差异。本病有明显的遗传因素,基因定位报道在染色体6p21.2、15q14以及8q24。发作时主要表现为肌阵挛,突然发生肩外展、肘屈曲、屈髋、屈膝以及跌倒,常伴膈肌收缩,发作多在醒后不久发生。也可能单个的发作或重复发作最后转为全身强直-阵挛发作。EEG为弥漫的每秒3～6次的棘慢波或多棘慢波。大部分病人服药能控制发作,有时需终生服药。

17.觉醒时全身强直-阵挛癫痫 多发生在 10～20 岁之间,16～17 岁为高峰,本病有遗传倾向,大约 10% 病例有癫痫家族史。发作多在醒后 1～2 小时内发生,包括半夜醒来或午睡醒后发作,表现为全身强直-阵挛发作,有时也可合并失神或肌阵挛发作。EEG 可见弥漫性异常放电,表现为棘慢波或多棘慢波。有时需描记睡眠到清醒时脑电图才能明确诊断。

18.肌阵挛性失神癫痫 多有遗传背景,目前多考虑特发性的原因。出生后数月以至青春期都可发病,发病高峰在 7 岁左右,以肌阵挛性失神为特征性表现,常伴有强直性收缩。对药物治疗反应较差。

19.Rsmussen 综合征 是一特殊的、主要影响一侧大脑半球伴有难治性部分性癫痫,进行性严重认知障碍与偏瘫发生,神经影像学早期正常,以后出现一侧大脑半球进行性萎缩,EEG 呈现背景活动不对称慢波活动,一侧为主的癫痫样放电。发病可能与感染及自身免疫异常有关。可接收手术治疗。

20.全面性癫痫伴热性惊厥附加症 为常染色体显性遗传方式,是一多个基因受累(致病基因包括 SCN1B、SCN1A、SCN2A 和 GABAG2)的单基因遗传癫痫。与其他癫痫综合征不同,需要家族背景的基础才能作出诊断。家族成员中存在热性惊厥或多种发作形式,如热性惊厥附加症、失神发作、肌阵挛发作以及部分性发作等,每个受累者可以有一种或多种发作形式。预后良好。

21.边缘叶癫痫和新皮层癫痫 内侧颞叶癫痫为边缘叶癫痫,外侧颞叶癫痫、额叶癫痫、顶叶癫痫以及枕叶癫痫属于新皮层癫痫。表现为相应部位相关的部分性发作的症状学与不同部位的癫痫样放电。

(四)癫痫持续状态

是指癫痫发作持续 30 分钟以上,或反复发作,且发作间期意识不能恢复。任何一种类型的癫痫发作都会发生癫痫持续状态。癫痫持续状态可能的原因和诱因包括脑外伤、颅内占位性病变、中枢感染、中毒以及代谢性疾病等。抗癫痫药物应用不当、睡眠剥夺、药物戒断综合征、服用过多药物或高热为常见诱因。

1.惊厥性癫痫持续状态 是指阵发性或连续强直和(或)阵挛运动性发作,意识不恢复者,伴有两侧性脑电图的痫性放电,持续时间超过 30 分钟。全身性惊厥持续状态往往是儿科急诊,全面性强直-阵挛性发作、阵挛性发作、强直性发作以及肌阵挛发作均可持续癫痫持续状态;部分性惊厥发作也可呈局灶性惊厥癫痫持续状态。

2.非惊厥性癫痫持续状态 是指持续发作的不同程度意识障碍、认知与行为异常,不伴有惊厥发生的脑功能障碍,伴有脑电图监护异常,持续时间大于 30 分钟者。约占各类癫痫持续状态的 19％～25％左右。非惊厥性癫痫持续状态主要包括典型失神性癫痫状态、非典型失神癫痫状态或精神运动性癫痫状态,可由全身性与部分性发作发展而来,其共同的特点为意识模糊、精神错乱及行为的改变,发作期 EEG 脑电背景活动变慢,同时伴有痫性放电,而发作间期 EEG 脑电活动增快。临床易误诊。非惊厥性癫痫状态可导致永久性认知和记忆功能障碍。

六、诊断

完整全面的癫痫诊断包括:发作期症状学、发作类型与综合征确定以及癫痫的病因;儿童发育评估与神经系统功能评价。此外,对反复发作性症状的患儿,还应根据临床及脑电图检查鉴别其他非癫痫发作的疾病,如屏气发作、睡眠障碍、晕厥、习惯性阴部摩擦、多发性抽动以及心因性发作等。

1.临床资料　癫痫的诊断主要结合病史,临床表现各种形式的发作,具突然发生、反复发作以及自行缓解的特点。现病史应详细了解发作的特征,包括发作前诱因、先兆症状和发作的部位,发作的性质、发作的次数、发作时的意识情况和发作后的状况;以及既往发作史和用药史、家族史及发育里程的询问等;体格检查包括全身情况,特别是寻找与癫痫发作病因有关的特征,如特殊的外貌、皮肤各种色素斑(牛奶咖啡斑、皮肤脱失斑和头面部血管瘤)以及神经系统异常体征。

2.脑电图检查　EEG 检查对癫痫的诊断和分类有很大价值,可出现各种阵发性活动,如尖波、棘波、尖慢波、棘慢波、多棘波以及多棘慢波等。一般常规脑电图阳性率接近 50％左右;加上过度换气、闪光刺激及睡眠脑电图诱发试验可提高20％阳性率;一些多功能脑电图描记仪,Hoter 脑电图仪,视屏智能化脑电图监测仪,观察与临床同步的痫性放电,使之阳性率提高至 85％以上。做脑电图时注意,原服的抗癫痫药物不需停用,以免诱发癫痫发作;脑电图阴性也不能完全排除癫痫,但仅有脑电图的痫样放电而无临床发作不能诊断为癫痫。

3.辅助检查　各种实验室检查或神经影像学检查帮助寻找癫痫的病因和评价预后。①必要的实验室检查如血生化检查(血钙、血糖、电解质及其他生化物质等)、脑脊液检查、先天性遗传及代谢疾病血液与尿液筛查试验,神经免疫功能检查,染色体分析和基因定位检查、皮肤及肌肉活体组织检查;②影像学检查如头颅CT、MRI、MRA 及 DSA 了解脑部结构异常;PET 及 SPECT 了解大脑功能改变及帮助癫痫定位;FMRI(功能性 MRI)、MEG(脑磁图)及 IAP(颈内动脉异戊巴比妥试验)等检查,了解脑的结构与功能的关系。

4.神经系统功能评价　在儿童癫痫的诊断中还应关注神经系统其他方面异常

的诊断及全身各系统并发疾病的诊断。①发育商及智商的评估了解有否精神运动发育迟缓;②各种诊断量表如社会生活能力、儿童行为、情绪障碍以及记忆量表等测定,发现心理及行为认知问题;③语言评估有否言语延迟、发育性言语困难、发音或构音障碍;④视听觉功能检查如视力、视野、视觉诱发电位、听力测试以及耳蜗电位图等发现感知障碍。为临床干预治疗提供指征。

七、治疗

癫痫的治疗目的是控制癫痫发作,提高患儿生活质量。正确的诊断是合理治疗的前提。癫痫的综合治疗包括药物治疗(以抗癫痫药物治疗为主)和非药物治疗(预防危险因素、心理治疗、外科治疗、酮源性饮食治疗及病因治疗等)。

(一)抗癫痫药物治疗

抗癫痫药物是控制发作的主要手段,各种抗癫痫药物应用。

癫痫药物治疗的原则包括:

1.尽早治疗　一旦诊断明确,宜尽早治疗,一般反复发作 2 次以上可给予抗癫痫药物治疗,但对初次发作呈癫痫持续状态或明显有脑损害病例即刻开始规则用药。

2.根据发作类型选药　药物选择目前主要根据癫痫的发作类型或癫痫综合征的类型选药,不合适的选药甚或加重癫痫发作。

3.提倡单药治疗　尽量采用单一的抗癫痫药物,80%病例单药治疗满意,剂量从小至大,达到有效治疗剂量,特别是卡马西平、氯硝西泮、扑痫酮及新的抗癫痫药拉莫三嗪、妥吡酯等,可减少不良反应。

4.剂量个体化　同一发作类型或同一药物因个体而异,其治疗剂量应从小剂量开始,结合临床效应,个体化的精细调整。此外,根据药物的半衰期合理安排服药次数,评价达到稳态血药浓度的时间。

5.换药需逐步过度　当原有抗癫痫药物治疗无效,需换另一种新的抗癫痫药物时,两药交替应有一定时间的过渡期,逐渐停用原来的药物,避免癫痫复发或出现癫痫持续状态。血浓度监测主要对治疗不满意病例和联合用药病例。

6.注意药物相互作用　10%～15%癫痫患者对单药治疗无效,需联合两种或数种药物合并治疗。联合用药注意药物间相互作用,如肝酶诱导剂有苯妥英钠、卡马西平、苯巴比妥以及扑痫酮;肝酶抑制剂有丙戊酸钠,联合用药或从合用方案中撤除某一药物可引起错综复杂的血药浓度的变化,了解药物之间相互作用对指导癫痫治疗以及调整药物剂量甚为重要。

7.疗程要长，停药要慢　一般停止发作后需继续服用 3～4 年,脑电图监测正常后,经过 1～2 年逐渐减药至停药。若正值青春发育期,最好延迟青春期以后。当然不同病因、不同发作类型的癫痫服药疗程则不相同:失神发作控制后 1～2 年;新生儿癫痫控制后 1/2 年;脑炎、脑外伤继发癫痫,发作停止后 1 年;复杂部分性、失张力性发作或器质性病变引起全身性大发作者 3～4 年。

8.注意抗癫痫药物不良反应　定期随访,定期检测肝肾功能和血药浓度,熟悉各种药物的不良反应。

(二)预防复发

寻找患者癫痫的病因和诱发因素,应避免各种诱发因素,如感染、外伤、过度兴奋、睡眠剥夺以及有害的感光刺激等,减少癫痫复发的几率。

(三)外科治疗

其适应证主要是长期药物治疗无效的难治性癫痫以及症状性部分性癫痫。近些年来术前定位以及术后评价有了迅速发展。掌握手术的适应证并进行术前各种检查如脑电图、硬膜下脑电图、SPECT 及 PET 明确异常的部位,癫痫的起源;头部 CT 及 MRI 明确脑部结构改变;特别是新进开展的 FMRI 和 IAP 检查既可判断病灶的位置,还可确定脑部重要的皮层功能,对于手术的选择很有帮助。至于手术种类常见有大脑半球切除术、皮层切除术、胼胝体切除术、立体定向手术及颞叶切除术等,以达到切除病灶或阻断癫痫放电通路。术后评估甚为重要,除观察临床发作外,还要进行神经心理测定以及观察儿童生长发育。

(四)癫痫持续状态治疗

惊厥性癫痫持续状态急救治疗,是防治的重点;非惊厥性癫痫持续状态虽不会导致危及生命的全身并发症,但临床仍应积极处理,可用氯硝西泮等治疗。

(五)其他治疗

①对于难治性癫痫患者还可使用非抗癫痫药物辅助治疗。钙离子拮抗剂(尼莫地平和氟桂利嗪)可以抑制钙离子内流,保护受损神经细胞,同时可预防血管痉挛及防治其引起的脑局部缺血缺氧;辅以使用自由基清除剂及维生素 E,具有稳定细胞膜作用;根据癫痫的神经免疫损伤机制,有人主张静脉注射丙种球蛋白添加治疗婴儿痉挛与 Lennox-Gastaut 综合征[$0.4g/(kg \cdot d) \times 5$ 天/疗程]取得一定疗效。②此外,部分癫痫患儿伴有不同程度的脑损害,对癫痫小儿发育迟缓、心理障碍、行为异常及学习教育研究已成为日渐关注的问题。针对运动、语言以及智力障碍患儿进行早期康复训练;开展特殊教育及社会关爱活动,最大限度地发挥孩子的潜能,提高癫痫儿童的生活质量。

八、预后

癫痫的预后与癫痫发作类型、病因、发作频度、治疗是否合理以及发病年龄等多种因素有关。

1.影响自发缓解因素　　包括①发病年龄：10岁前发病者，自发缓解率最高，但1岁前发病者自发缓解率明显低于1～9岁组；②发作类型：全身性发作和单纯失神发作的缓解率较高，复合型发作缓解率低；③发作频率越低预后越好，只有失神例外；④原发性癫痫自发缓解高于继发性癫痫者；⑤病程短、发育正常者，缓解率高。

2.抗癫痫药停止后癫痫复发因素　　包括①伴神经系统原发疾病及智能迟缓者；②发病年龄小于2岁者；③停药期间EEG异常者；④发病初期难于控制的癫痫或经多种抗癫痫药物才控制的癫痫比服药单一药物很快控制癫痫者易于复发。

第七章　小儿晕厥

晕厥,是由短暂的全脑组织血流量骤然下降引起的一过性意识丧失,发作时患者因肌张力降低或消失不能保持正常姿势而倒地。一般为突然发作,迅速恢复,很少有后遗症。晕厥是临床上常见的症状,由于导致晕厥的疾病很多、机制复杂、涉及多个学科,所以需进行详细检查以明确病因,进而采取相应的治疗方案。

一、病因分类

1.自主神经介导性晕厥　是儿童晕厥中最常见的类型,是一种功能性心血管疾病,包括血管迷走性晕厥(VVS)、体位性心动过速综合征(POTS)、直立性低血压(OH)、直立性高血压(OHT)、境遇性晕厥(SS)、颈动脉窦敏感综合征(CSH)。其中以 VVS 及 POTS 为主,约占 95%,女孩多于男孩。

2.心源性晕厥　是由于心脏疾患情况下心搏出量骤然减少或中断导致脑组织缺血缺氧而出现的意识短暂丧失,可伴有抽搐,偶可见大小便失禁。常见的基础疾病有心律失常、心脏结构异常。心律失常包括快速性心律失常(室性心动过速、室上性心动过速、心室颤动)、缓慢性心律失常(房室传导阻滞、病态窦房结综合征)、遗传性心律失常(长 QT 综合征、短 QT 综合征、儿茶酚胺敏感性室性心动过速等)。心脏结构异常包括肺动脉高压、梗阻性肥厚型心肌病、主动脉瓣重度狭窄、急性肺栓塞等。可危及生命的心源性晕厥发生率仅占所有晕厥的 2%~3%,心源性晕厥旨在尽早判断,因其发作时病情较严重,自限性极差,部分患儿预后凶险,甚至可发生心脏性猝死。

3.不明原因晕厥　约 20% 晕厥患儿无法找到晕厥病因,需要与非晕厥性疾病进行谨慎鉴别,以减少误诊或漏诊。

二、机制及临床表现

晕厥的发生机制是短暂的脑缺血。脑血流灌注与系统血压密切相关,任何原因导致的脑血流突然中断 6~8s 或收缩压突然降至 60mmHg 以下,脑组织毛细血管内氧浓度降低 20% 以上,不能维持觉醒状态,即可发生晕厥。在某些病理状态下影响脑组织供血供氧时,晕厥更易发生。发生晕厥后,若引起脑血流灌注降低的因素通过某些代偿机制得以迅速纠正,脑组织恢复正常血流,则意识随之恢复。不同的病因引起晕厥的机制和临床表现如下。

1.自主神经介导性晕厥　VVS是最常见的类型,其诱因多见于持久站立、体位改变、情绪激动、剧烈疼痛、精神紧张等,尤其在闷热环境下长时间站立,而且大部分有晕厥前兆,如头晕、面色苍白、视物模糊或眼前发黑、听力下降、恶心、呕吐、多汗等,临床表现为晕厥发作。发生机制是由于各种刺激通过迷走神经反射,引起短暂的血管床扩张,回心血量减少、心排血量减少、血压下降引起脑供血不足所致。

VVS发作有一定的家族聚集性,推测其发病可能与遗传因素有关。阳性反应的判断标准:当患儿在直立试验中出现晕厥或晕厥先兆伴下列情况之一者为阳性反应:①血压下降;②心率减慢;③出现窦性停搏、交界性逸搏心率;④一过性Ⅱ度或Ⅱ度以上房室传导阻滞及长达3s的心脏停搏。其中血压下降标准为收缩压≤80mmHg或舒张压≤50mmHg,或平均血压下降≥25%。心率减慢是指心动过缓;4～6岁心率<75次/min,7～8岁心率<65次/min,8岁以上心率<60次/min。

PTOS发病诱因主要是体位改变,由卧位或蹲位转为立位时,晨起最常发生,表现为头晕或眩晕、视物模糊、头痛、胸闷、心悸,平卧位后症状减轻或消失,多呈自限性。阳性反应的判断标准:①平卧位时患儿心率在正常范围;②直立试验10min内心率增加≥40次/min和(或)心率最大值达到标准,即6～12岁儿童10min内心率≥130次/min,13～18岁心率≥125次/min;③在直立试验的10min内,收缩压下降幅度小于20mmHg,舒张压下降幅度<10mmHg;④直立后表现为晕厥或晕厥先兆。SS好发于特定触发因素后,可见于咳嗽、打喷嚏、吞咽、排尿、排便、餐后、梳头等。

CSH好发于扭头、颈动脉窦按摩、局部肿瘤、剃须、衣领过紧等,按摩颈动脉分叉处可出现血压下降与心率减慢而导致晕厥发作。

OH及OHT占儿童晕厥的少数,一般健康人由坐位或卧位变为直立位时,收缩压与舒张压均会下降,一般收缩压下降≤10mmHg,舒张压下降2～3mmHg,并在数分钟后恢复正常。若血压升高达到标准可考虑OHT,其中血压升高标准为收缩压增加≥20mmHg,6～12岁儿童舒张压增加≥25mmHg或血压≥130/90mmHg,13～18岁儿童舒张压增加20mmHg或血压最大值≥140/90mmHg,在此过程中,心率无明显变化。直立性低血压阳性反应的判断标准:在直立试验的3min内血压下降,收缩压下降>20mmHg,或舒张压下降10mmHg,心率无明显变化。

2.心源性晕厥　由于心排血量突然减少或心脏停搏，导致脑组织缺氧而发生。最严重的为 Adams-Stokes 综合征，主要表现是在心搏停止 5～10s 出现晕厥，停搏15s 以上可出现抽搐，偶有大小便失禁。心源性晕厥包括心律失常性晕厥和器质性心血管疾病性晕厥，为晕厥原因的第二位，是危险性最高、预后较差的一类晕厥。

心律失常性晕厥分为快速性心律失常和缓慢性心律失常两种。①因快速性心律失常而导致心源性晕厥发作，多见于器质性心脏病患者，少数也见于正常人。室性心动过速引起晕厥发作者主要见于心室率快且有器质性心脏病者。心室扑动和心室颤动见于各种器质性心脏病、抗心律失常药不良反应、预激综合征合并房颤者、严重电解质紊乱、触电、雷击等，为极严重心律失常。频发多源室性期前收缩偶可引起心源性晕厥。对于阵发性室上性心动过速，当心室率超过 200 次/min 且伴有器质性心脏病时则可发生晕厥。心房扑动和心房颤动，心室率极快且有基础心脏病者也可发生晕厥。②缓慢性心律失常引起的心源性晕厥，可见于各种器质性心脏病，如急性心肌炎、急性心肌梗死、各型心肌病、先天性心脏病等。病态窦房结综合征、高度或完全性房室传导阻滞，当心室率极度缓慢时，窦性停搏或窦房阻滞或导致长间歇时可发生心源性晕厥。许多抗心律失常药物因为对窦房结功能或房室传导有抑制作用，也可能引起晕厥，长 QT 综合征的患者尤其多见。导致 QT 间期延长的药物有很多种，如抗心律失常药、血管扩张药、神经精神科药物、抗生素、非镇静类抗组胺等。

3.器质性心血管疾病性晕厥　当血液循环的需求超过心脏代偿能力，心排血量不能相应增加时，器质性心血管疾病患者就会出现晕厥。根据血流受阻的部位可分为左室流出受阻和右室流出受阻两种情况。前者可见于主动脉瓣狭窄、肥厚型梗阻性心肌病，左房黏液瘤等情况。后者如肺动脉瓣狭窄、原发性肺动脉高压、肺栓塞等。

三、辅助检查

根据病史和体征，选择相应的辅助检查。

1.心电图　晕厥患者心电图检查多正常。如果发现异常则高度提示心律失常性晕厥。心电图异常是预测心源性晕厥和死亡危险性的独立因素。应该进一步检查引起晕厥的心脏原因。心电图正常对于诊断同样重要，提示心源性晕厥的可能性小。

2.心电监测　在常规心电图难以获得有效资料的时候，可以选择心电监测。

类型和时间取决于晕厥的发作频度。24h动态心电图检测(Holter监测)适用于晕厥发作频繁的患者。延长监测时间在晕厥诊断策略中的地位越来越重要。

3.电生理检查　电生理检查包括无创电生理检查和有创电生理检查,能够评估窦房结功能、房室传导功能,以及发现室上性和室性心动过速。初步评估正常的患者电生理检查仅3%有阳性发现。在发现缓慢心律失常方面敏感性很低。

4.超声心动图　当病史、体格检查和心电图检查不能发现晕厥的原因时,超声心动图检查是发现包括瓣膜病在内的器质性心脏病的有效方法。通过该检查还能发现肺动脉高压和右心室扩大等提示肺栓塞的表现。如果发现中、重度心脏结构改变,应考虑心源性晕厥。

5.心导管和心血管造影　由于是有创检查,一般不作为筛查心源性晕厥的首选检查。对怀疑冠状动脉狭窄引起直接或间接性心肌缺血导致的晕厥,推荐行冠状动脉造影以明确诊断及治疗方案。心导管检查可了解心腔及大血管压力、跨瓣压差和血流状态,有助于晕厥的病因诊断。

6.倾斜试验(HUT)　倾斜试验有助于诊断自主神经介导性晕厥,其敏感性为26%~80%,特异性为90%。直立试验具体方法:让儿童安静平卧10min,测量儿童基础心率、血压和常规心电图,然后使患儿处于直立位10min,动态观测患儿的心率、血压和常规心电图,试验过程中密切观察患儿是否出现晕厥先兆或晕厥发作。直立倾斜试验方法:试验前3d停用一切影响自主神经功能的药物,试验前12h禁食,试验环境要求安静、光线黯淡、温度适宜。应用多导生理监护仪监测心电图及血压变化,出现晕厥或晕厥先兆症状时连续记录。首先,患儿仰卧10min,记录基础血压、心率及心电图,然后再站立于倾斜床上,倾斜60°,监测血压、心率、心电图变化及临床表现,直至出现阳性反应或完成45min的全过程。进行HUT存在一定的危险性,需要患儿家长的知情同意。

7.颈动脉窦按摩　颈动脉窦按摩是揭示颈动脉窦过敏综合征晕厥的一种检查方法。

8.精神评估　即心理性晕厥或假性晕厥,患者可能会躺在地板上数分钟,甚至一天内频繁发作晕厥,推荐进行心理评估。

四、鉴别诊断

晕厥定义包括两个诊断要点,即短暂的脑缺血和意识丧失,其中一部分发作性事件存在短暂的意识丧失,但不是脑供血骤然减少引起的,如癫痫、代谢障碍(低血糖、贫血、过度换气)、癔症。此外,晕厥需与眩晕、昏迷相鉴别,眩晕是人体对空间关系的定向或平衡感觉障碍,常常会感到外物或本身的旋转、倾倒,往往没有明显的意识丧失;昏迷是持续性意识完全丧失,可达数日,常伴有大小便失禁或神经系统病理征阳性的表现。

五、治疗

晕厥患者治疗的主要目的应包括预防晕厥再发和相关的损伤,降低晕厥致死率,提高患者生活质量。大多数晕厥呈自限性,为良性过程。但在处理一名晕倒的患者时,医生应首先想到需急诊抢救的情况如脑出血、大量内出血、心肌梗死、心律失常等。发现晕厥患者后应置头低位(卧位时使头下垂,坐位时将头置于两腿之间)保证脑部血供,松解衣扣,头转向一侧避免舌后坠阻塞气道。向面部喷少量凉水和额头上置湿凉毛巾刺激可以帮助清醒。注意保暖,不喂患者食物。清醒后不马上站起。待全身无力好转后逐渐起立行走。室外活动宜在草地或土地上进行,避免站立过久。

对于自主神经介导性晕厥,应以预防为主,对患者的教育是最基本的手段。患者都应认识有可能诱发晕厥的行为,如饥饿、炎热、排尿等并尽可能避免,还应了解晕厥发作的先兆症状并学会避免意识丧失的方法:在出现晕厥前状态时立即平躺,避免可能致伤的活动。另外,注意对可能诱发晕厥的原发病(如引起咳嗽的疾病)的治疗。血管扩张药因可增高晕厥发生率应停用。对血容量不足的患者应予补液。血管迷走性晕厥多数为良性。对于单发或无危险因素的罕发的晕厥患者可不予特殊治疗。对于较重的患者可采取扩容,轻微体育活动,倾斜训练(反复长期的倾斜训练直到患者立位反应消失)等较安全的方法。

心源性晕厥的治疗首先针对病因如心肌缺血、电解质紊乱等。缓慢性心律失常多需要安装起搏器。心动过速主要采用药物或电复律。若患者存在器质性心脏病应避免剧烈运动并给予必要药物。有指征者尽快手术。

第八章 化脓性脑膜炎

化脓性脑膜炎(以下简称化脑)是小儿,尤其婴幼儿时期常见的中枢神经系统感染性疾病。临床上以急性发热、惊厥、意识障碍、颅内压增高和脑膜刺激征以及脑脊液脓性改变为特征。随着脑膜炎奈瑟菌及流感嗜血杆菌疫苗的接种和诊断、治疗水平不断发展,本病发作率和病死率明显下降。约1/3幸存者遗留各种神经系统后遗症,6个月以下幼婴患本病预后更为严重。许多化脓菌都能引起本病,但2/3以上患儿是由脑膜炎奈瑟菌、肺炎链球菌和流感嗜血杆菌三种细菌引起。2个月以下幼婴和新生儿以及原发或继发性免疫缺陷病者,易发生肠道革兰阴性杆菌和金黄色葡萄球菌脑膜炎,前者以大肠埃希菌最多见,其次如变形杆菌、铜绿假单胞菌或产气杆菌等。然而与国外不同,我国很少发生B群β溶血性链球菌颅内感染。由脑膜炎奈瑟菌引起的脑膜炎呈流行性。

一、致病菌和入侵途径

致病菌可通过多种途径侵入脑膜:

(1)最常见的途径是通过血流,即菌血症抵达脑膜微血管。当小儿免疫防御功能降低时,细菌通过血脑屏障到达脑膜。致病菌大多由上呼吸道入侵血流,新生儿的皮肤、胃肠道黏膜或脐部也常是感染的侵入门户。

(2)邻近组织器官感染,如中耳炎、乳突炎等扩散波及脑膜。

(3)与颅腔存在直接通道,如颅骨骨折、皮肤窦道或脑脊髓膜膨出,细菌可因此直接进入蛛网膜下腔。

二、临床表现

90%的化脑患儿为5岁以下儿童,1岁以下是患病高峰年龄,流感嗜血杆菌引起的化脑多集中在3个月～3岁儿童。一年四季均有化脑发生,但肺炎链球菌以冬、春季多见,而脑膜炎奈瑟菌和流感嗜血杆菌引起的化脑分别以春、秋季发病多。大多急性起病。部分患儿病前有数日上呼吸道或胃肠道感染病史。

典型的临床表现可简单概括为三个方面:

1.感染中毒及急性脑功能障碍症状　包括发热、烦躁不安和进行性加重的意识障碍。随病情加重,患儿逐渐从精神萎靡、嗜睡、昏睡、昏迷到深度昏迷。30％以上的患儿有反复的全身或局限性惊厥发作。脑膜炎奈瑟菌感染常有瘀点、瘀斑和休克。

2.颅内压增高表现　包括头痛、呕吐,婴儿则有前囟饱满与张力增高、头围增大等。合并脑疝时,则有呼吸不规则、突然意识障碍加重及瞳孔不等体征。

3.脑膜刺激征　以颈项强直最常见,其他如 Kernig 征和 Brudzinski 征阳性。

三、诊断要点

早期诊断是保证患儿获得早期治疗的前提。凡急性发热起病,并伴有反复惊厥、意识障碍、颅内压增高表现的婴幼儿,均应注意本病的可能性,应进一步依靠脑脊液检查确立诊断。然而,对有明显颅内压增高者,应先适当降低颅内压后再行腰椎穿刺,以防腰椎穿刺后发生脑疝。

婴幼儿患者和经不规则治疗者临床表现不典型,后者的脑脊液改变也不明显,病原学检查往往阴性,诊断时应仔细询问病史和详细进行体格检查,结合脑脊液中病原的特异性免疫学检查及治疗后病情转变,综合分析后确立诊断。

四、实验室检查

1.脑脊液检查　脑脊液检查是确诊本病的重要依据。典型病例表现为压力增高,外观混浊似米汤样。白细胞总数显著增多($\geqslant 1000 \times 10^6$/L),但有 20％的病例可能在 250×10^6/L 以下,以分类中性粒细胞为主。糖含量常有明显降低,蛋白显著增高。

确认致病菌对明确诊断和指导治疗均有重要意义,涂片革兰染色检查致病菌简便易行,检出阳性率甚至较细菌培养高。细菌培养阳性者应作药物敏感试验。以乳胶颗粒凝集试验为基础的多种免疫学方法可检测出脑脊液中致病菌的特异性抗原,对涂片和培养未能检测到致病菌的患者诊断有参考价值。

2.其他

(1)血培养:对所有疑似化脑的病例均应作血培养,以帮助寻找致病菌。

(2)皮肤瘀点、瘀斑涂片:是发现脑膜炎奈瑟菌重要而简便的方法。

(3)外周血象:白细胞总数大多明显增高,以中性粒细胞为主。但感染严重或不规则治疗者,有可能出现白细胞总数减少。

五、药物治疗原则

化脓性脑膜炎病情严重,进展迅速,应力求用药 24 小时内杀灭脑脊液中致病菌,故应选择对病原菌敏感,且易透过血脑屏障的抗菌药物,并应用肾上腺皮质激素配合治疗。急性期要静脉用药,做到早期用药、足够剂量和足够疗程。

六、药物治疗

1.抗菌药治疗

(1)病原菌明确前的抗菌药选择:包括诊断初步确立但致病菌尚未明确,或院外不规则治疗者。应选用对肺炎链球菌、脑膜炎奈瑟菌和流感嗜血杆菌三种常见致病菌皆有效的抗菌药。目前主要选择能快速在患者脑脊液中达到有效灭菌浓度的第三代头孢菌素,包括头孢噻肟 200mg/(kg·d),或头孢曲松 100mg/(kg·d),疗效不理想时可联合使用万古霉素 40mg/(kg·d)。对 β-内酰胺药物过敏的患儿,可改用氯霉素 100m/(kg·d)。

(2)病原菌明确后的抗菌药选择

①肺炎链球菌:仅当药敏试验提示致病菌对青霉素敏感,可改用青霉素 20～40 万 IU/(kg·d)。

②脑膜炎奈瑟菌:首选青霉素 20～40 万 IU/(kg·d),如耐药选择第三代头孢菌素。

③流感嗜血杆菌:对敏感菌株可换用氨苄西林 200mg/(kg·d)。耐药者使用上述第三代头孢菌素或氯霉素。

④其他:致病菌为金黄色葡萄球菌者应参照药敏试验选用萘夫西林、万古霉素或利福平等。革兰阴性杆菌者除考虑上述第三代头孢菌素外,可加用氨苄西林或美罗培南。

(3)抗菌药疗程:对肺炎链球菌和流感嗜血杆菌脑膜炎,其抗菌药疗程是静脉滴注有效抗菌药 10～14 天,脑膜炎奈瑟菌者 7 天,金黄色葡萄球菌和革兰阴性杆菌脑膜炎应 21 天以上,若有并发症或经过不规则治疗的患者,还应适当延长疗程。

2.肾上腺皮质激素的应用　此时使用肾上腺皮质激素不仅可抑制多种炎症因子的产生,还可降低血管通透性,减轻脑水肿和颅内高压。通常用地塞米松0.6mg/(kg·d),分 4 次静脉注射。一般连续用 2～3 天,过长使用并无益处。

3.对症和支持治疗

(1)对急性期患儿应严密观察病情变化,如各项生命体征及意识、瞳孔的改变等,以便及时给予相应的处理。

（2）及时处理颅内高压、高热、惊厥和感染性休克。有颅内高压者,应及时给予脱水药物,一般用20％甘露醇每次 $0.5\sim1.0g/kg$,q4h～q6h。对于颅内压增高严重者,可加大剂量（每次不超过 $2g/kg$ ）或加用利尿药物,以防脑疝的发生。高热时给予物理降温,必要时可给予药物降温。有惊厥者及时给予抗惊厥药物如地西泮、苯巴比妥等。流行性脑脊髓膜炎较易发生感染性休克,一旦出现,应积极给予扩容、纠酸、血管活性药物等治疗。

（3）支持疗法：要注意热量和液体的供应,维持水电解质平衡。对于新生儿或免疫功能低下的患儿,可少量输注新鲜血液或静脉输注丙种球蛋白等。

七、相关药物治疗监护要点

1.青霉素的使用注意事项

（1）青霉素最重要的不良反应是过敏反应,包括皮疹,偶可见致命性的过敏性休克。故用药前必须详细询问药物过敏史并作青霉素皮试,皮试阴性者方可使用。

（2）肾衰竭和心力衰竭慎用,使用时应定期监测电解质,肾功能不全患儿大剂量使用可致神经毒性。

（3）新生儿和婴儿首选静脉给药,不可鞘内注射,因可引起致命的脑病。

（4）青霉素钾盐不可快速静脉滴注及静脉注射。

（5）青霉素应新鲜配制使用,输注时间不宜超过1小时。

2.头孢菌素的使用注意事项　目前主要选择能快速在患者脑脊液中达到有效灭菌浓度的第三代头孢菌素,包括头孢噻肟或头孢曲松。使用时注意：

（1）交叉过敏反应：对青霉素类抗菌药或青霉胺过敏者、对一种头孢菌素或头霉素过敏者,也可能对其他头孢菌素交叉过敏。

（2）有胃肠道疾病史者,特别是溃疡性结肠炎、局限性肠炎或抗菌药物相关性结肠炎者慎用。

（3）头孢曲松不能与含钙溶液同时使用,年龄＞28天的患儿,头孢曲松与含钙溶液应间隔静脉滴注,不可使用同一静脉输液管。

（4）有黄疸的新生儿或有黄疸严重倾向的新生儿应慎用或是避免使用头孢曲松。

3.肾上腺皮质激素的使用　地塞米松的不良反应主要是刺激食欲导致体重增加,并发消化道溃疡、血糖升高和类库欣综合征的表现,长期服用可致精神和神经症状,有癫症和精神病史者慎用。

　　4.药物相互作用　抑酸剂可降低地塞米松的吸收。氨鲁米特能抑制肾上腺皮质功能,加速地塞米松的代谢,使其半衰期缩短 2 倍。

　　5.耐药性　青霉素虽然对革兰阳性球菌有较强的抗菌活性,但近年来细菌耐药严重,越来越多革兰阳性球菌(如金黄色葡萄球菌、肺炎链球菌等)对青霉素表现出较高耐药性。因此,对于化脓性脑膜炎的治疗,青霉素已不再是一线用药。根据大量文献报道,细菌性脑膜炎经验治疗,首选万古霉素联合三代头孢菌素。同时,细菌性脑膜炎发病过程中,蛛网膜下腔的炎性反应是导致损伤和死亡的主要因素,辅以地塞米松治疗的意义在于减少炎性反应进而减少神经系统损伤。

第九章 病毒性脑膜炎、脑炎

第一节 中枢神经系统病毒感染概述

中枢神经系统病毒感染的临床表现多种多样,以急性无菌性脑膜炎或脑炎最为常见。可以引起中枢神经系统感染的病毒多种多样,常见者包括单纯疱疹病毒(HSV)、肠道病毒以及 EB 病毒(EBV)等。临床上多数病例尚难以查明确切病原。除少数病毒外,中枢神经系统病毒感染的治疗缺乏特效方法。

一、流行病学

部分病毒性疾患具有明显的流行性特征。例如虫媒病毒感染好发于相应虫媒生活的地域和季节。在我国乙型脑炎主要发生于夏秋季节(7~9 月份),与其主要传媒——库蚊的繁殖季节相关。国外报道约 70% 的病毒性脑炎和脑膜炎发生于6~11 月份,儿童发病者约占 50%,男孩发病稍多。多数中枢神经系统病毒感染累及所有年龄人群,无明显的季节或地域差异,例如单纯疱疹病毒性脑炎。1960 年以前,腮腺炎和脊髓灰质炎病毒感染约占中枢神经系统病毒感染的 35%,而近年来在实施了此两种病毒计划免疫的国家,发病者明显减少。我国近年来随着脊髓灰质炎病毒疫苗的强化接种,野病毒株感染者已经消失。其他公共卫生工作的开展,例如检疫、灭蚊、血液制品监测和动物媒介的预防免疫等,也使得许多类型的神经系统病毒感染明显减少。目前疱疹病毒、肠道病毒(除脊髓灰质炎病毒外)和呼吸道病毒(如腺病毒)等几类病毒感染占本病的大多数。

二、临床分类

根据起病和病程特点,神经系统病毒感染一般可分为四类:急性、亚急性、慢性和胚胎脑病(表 9-1)。

三、病毒分类

根据生物学分类标准,分类应能反映生物体进化与种系发生的关系。病毒分类尚不能按此原则进行。现行的分类法很多,采用较多的是国际病毒分类委员会(ICTV)提出的分类方案。首先根据核酸类型,再根据核酸分子量、结构、衣壳的对称型、壳粒数、包膜和病毒形态与大小等进一步分类。(表 9-2,表 9-3)列出了与人类疾病密切相关的主要病毒。

表 9-1　神经系统病毒感染的临床类型与疾病

临床类型	疾病
急性	无菌性脑膜炎
	病毒性脑炎
	病毒性脑膜脊髓神经根炎
	病毒性脑膜脑炎
亚急性	狂犬病
	急性出血性白质脑炎
	急性播散性脑脊髓炎
	感染后脑脊髓神经根炎
慢性	亚急性硬化性全脑炎
	进行性风疹全脑炎
	进行性多灶性白质脑炎
	获得性免疫缺陷综合征
	* 库鲁病
	* 克-雅病(CJD)
胚胎脑病	先天性巨细胞病毒病
	先天性风疹综合征
	其他

* 由朊蛋白感染所致

比病毒更小的传染因子被称为亚病毒,包括类病毒、拟病毒和朊病毒。其中朊病毒是 1982 年美国学者 Prusiner 首先报道的一种对核酸酶有抵抗性的感染性蛋白质,被称为朊蛋白,是引起疯牛(羊)病和人类 CJD 及库鲁(Kuru)病等中枢神经系统慢感染（以前称为慢病毒感染）的致病因子。

表 9-2　DNA 病毒的分类

病毒科	主要病毒
微小病毒	微小病毒
乳头多瘤空泡病毒	乳头瘤病毒
	多瘤病毒
腺病毒	腺病毒
嗜肝 DNA 病毒	乙型肝炎病毒（HBV）
疱疹病毒	单纯疱疹病毒（HSV）
	水痘带状疱疹病毒（VZV）
	巨细胞病毒（CMV）
	EB 病毒（EBV）
	人类疱疹病毒 6 型（HSV-6）
痘病毒	天花病毒

表 9-3　RNA 病毒的分类

病毒科	主要病毒
微小核糖核酸病毒	肠道病毒
	鼻病毒
嵌杯样病毒	嵌杯样病毒
呼肠病毒	人类轮状病毒
披膜病毒	α 病毒
	风疹病毒
	B 组虫媒病毒
正黏液病毒	流感病毒
副黏液病毒	呼吸道合胞病毒（RSV）
	副流感病毒
	腮腺炎病毒
	麻疹病毒
弹状病毒	狂犬病病毒

续表

病毒科	主要病毒
冠状病毒	冠状病毒
本雅病毒	本雅病毒
	沙蚊热病毒
沙粒病毒	沙粒病毒
逆转录病毒	RNA 肿瘤病毒
	泡沫病毒
	慢病毒亚科

第二节 无菌性脑膜炎

无菌性脑膜炎又称浆液性脑膜炎、淋巴细胞性脑膜炎或病毒性脑膜炎,是多种病毒性神经系统感染的常见表现。虽然无菌性脑膜炎也可由其他病原体感染或某些非感染性疾病引起,但多数病例系病毒所致。其中肠道病毒最为常见,HSV-2 次之,其他如腺病毒、VZV、CMV、EBV、风疹病毒、麻疹病毒以及轮状病毒等也均有报道。

一、临床表现

基本特征是急性起病、病程相对较短以及预后大多良好。主要临床表现包括发热、头痛、呕吐和颈项强直。部分病例可伴发轻微脑实质受累而出现不同程度的意识障碍,如易激惹、嗜睡或昏睡等。早期可出现惊厥发作。一般无严重的脑实质损害症状,如瘫痪、昏迷或惊厥持续状态。神经系统以外的伴随症状常可为诊断提供线索。例如,腮腺炎病毒脑膜炎常伴发唾液腺肿痛;肠道病毒感染可伴有皮疹;如病情较重,伴淋巴结肿大或轻度肝区触痛及皮疹,应注意 EB 病毒感染。年长儿伴生殖器炎症则提示 HSV-2 感染。

病毒性无菌性脑膜类的病程一般为数日至 2 周。多数病人急性期过后恢复完全,但有些病人在随后的几周内可仍有头晕、疲乏以及间歇性头痛等症状,个别甚至持续数月或数年。远期随访还发现,病情恢复后数年内此类患儿出现学习困难、行为异常以及复发性惊厥等神经精神症状的危险性较高。

复发性无菌性脑膜炎少见,Mollaret 脑膜炎属其中之一。该病的临床表现以良性复发性无菌性脑膜炎为特征。脑脊液表现与病毒性脑膜炎相似,但可见到内皮样细胞(Mollaret 细胞),其体积较大,在体外很快溶解消失,故怀疑本病时应取新鲜脑脊液送检。MoUaret 脑膜炎的主要表现是反复发作性的发热、头痛、疲劳及脑膜刺激征。急性期症状持续 4~5 天,然后迅速恢复,数周至数月后再发。反复发作可达 1 年以上。本病病因尚未完全明确,可能与单纯疱疹病毒 4 型(HSV-4)或 EBV 有关。

二、实验室检查与诊断

无菌性脑膜炎的脑脊液多有异常改变,通常表现为轻度细胞和/或蛋白增多,糖和氯化物一般正常。早期脑脊液炎性细胞中可以中性粒细胞为主,以后则以淋巴细胞为主。蛋白质定量多在 1g/L 以下。在疾病极期可有轻度颅压增高。

脑电图检查常见弥漫性慢波增多,个别可见痫样放电,随病情好转脑电图异常也逐渐恢复,在并发癫痫的病例仍可见到痫样放电。

病毒分离和血清学试验是明确病因的基本方法。可于发病早期采集标本(脑脊液、粪便、血液、尿液、呼吸道黏膜,或必要时脑活检组织等)分离病毒。需要时间较长,一般用于流行病学调查或特殊病毒的鉴定。

血清学试验一般采用双份血清法,分别于发病早期及恢复期取血或脑脊液送检,抗体滴度如有 4 倍以上升高则可确诊。某些病毒感染,如腮腺炎病毒和巨细胞病毒等,可于极期送检标本,检测早期 IgM 抗体,如为阳性则有助于早期确诊。

三、治疗

多数病毒引起的无菌性脑膜炎缺乏特异性治疗。主要针对病情变化给予一般支持和对症治疗。包括:①维持水电解质平衡和适当的营养;②控制高热;③镇静剂与止惊剂的应用,适用于出现过度兴奋、多动或惊厥者;④病情监护,如出现昏迷或更严重的神经症状体征,则应按病毒性脑炎治疗。确诊或高度怀疑疱疹病毒或其他 DNA 病毒感染者,应尽早给予无环鸟苷治疗;每次剂量为 5~10mg/kg,于 1 小时内静脉注射,每 8 小时 1 次,疗程 1~2 周。

第三节 病毒性脑炎与脑膜炎

一、临床表现

病毒性脑炎大多同时累及脑膜.如脑膜炎的表现较为明显则称为脑膜脑炎。病毒性脑炎或脑膜脑炎有许多与无菌性脑膜炎相似的临床表现,如发热、头痛以及疲倦等。典型的脑炎患者具有明显的脑实质受累症候。常见的有严重意识障碍、行为异常、持续或频繁惊厥、弥漫性或局灶性神经体征。在疾病早期即可出现严重的颅内压增高,可见视乳头水肿。

腮腺炎脑膜脑炎中晚期可出现脑积水。系由于中脑导水管室管膜肉芽形成所引起的脑脊液循环受阻所致,故脑积水为梗阻性。临床特点是在病情趋于平稳后再次出现进行性颅内压增高的症候,神经影像学检查可见侧脑室和第三脑室扩张。

某些病毒易于侵犯小脑,甚至仅出现共济失调的症候,VZV所致者最为常见。局限性小脑炎也可见于其他病毒,如腮腺炎病毒、EBV、脊髓灰质炎病毒、肠道病毒和麻疹病毒等。接种后脑炎综合征也可出现急性小脑炎的症候。

二、实验室检查

病毒性脑炎或脑膜脑炎多出现颅内压增高。其形成机制主要是弥散性脑水肿,因此发生脑疝者不多。故腰穿一般较为安全。脑脊液主要表现为细胞增多,多以淋巴细胞为主,但HSV脑炎早期常以中性粒细胞为主并可伴有出血性改变。蛋白质常轻中度升高。糖浓度改变一般不明显,但脑实质损害严重者可有轻微下降。脑脊液病毒培养阳性率低。

脑电图均有异常改变,主要为高波幅慢活动,呈弥漫性分布。痫样放电的阳性率也明显高于无菌性脑膜炎。还可以用于诊断临床表现不典型的癫痫发作。在疱疹病毒性脑炎,脑电图可记录到特征性的异常改变,例如周期性一侧痫样放电。

神经影像学检查对急性脑炎的诊断与评价具有重要意义。对于HSV脑炎CT可见高密度强化性病变,位于额叶底部或额叶。这种病变在MRI的T_2加权像可能更为明显,表现为多发性病灶。CT或MRI均可能发现继发性出血性脑梗死。

三、治疗

治疗原则与无菌性脑膜炎相同,但应特别注意以下几点:

1.积极控制脑水肿和颅压高　可酌情采用以下方法:①严格限制液体入量;②过度通气,将$PaCO_2$控制于20~25kPa;③静脉注射脱水剂,如甘露醇。

2.控制惊厥　可给予止惊剂如安定、苯妥英钠以及苯巴比妥钠等静脉注射。如止惊剂无效,可在控制性机械通气下给予肌松剂。

3.呼吸道和心血管功能的监护与支持。

4.抗病毒治疗　疑为疱疹病毒脑炎应尽早给予无环鸟苷,30mg/(kg·d),分3次静脉注射,疗程为10天以上。巨细胞病毒所致者可改用丙氧鸟苷治疗。

第十章　脑性瘫痪

一、概述

脑性瘫痪(简称脑瘫),传统定义指出生前、出生时或出生后一个月内各种原因所致的非进行性的脑损伤,主要表现为中枢性运动障碍及姿势异常。这一定义除外了进行性及退行性疾病(如各种遗传代谢病或变性疾病)。新建议的脑瘫定义指一组持续存在的导致活动受限制的运动及姿势发育障碍综合征,该综合征是因发育中的胎儿或婴儿脑部受到非进行性损伤所致;脑瘫的运动障碍常伴随感觉、感知、认知、沟通、行为障碍,和(或)癫痫,和(或)继发性肌肉骨骼障碍;运动损害常在18个月龄前出现。

脑瘫患病率介于$1.5 \sim 2.5‰$,是目前小儿时期最主要的运动功能伤残疾病。国内报道六省区脑瘫患病率为$1.92‰$。低出生体重儿成活率的改善也导致了这一群体脑瘫患病率的提高,但在出生体重超过2500g儿童群体脑瘫的患病率总的来说保持不变。

二、病因

脑损伤或发育缺陷所导致脑瘫可以发生在出生前、围产期或出生后。有研究发现,除外出生后因素,出生前及围产因素各占22%与47%,剩下的病例致病原因不明。在低出生体重儿群体,59%有围产期致病因素,主要为脑室周围软化(PVL)及脑室内出血(IVH)。一般而言,患PVL的早产婴儿患脑瘫的比例占了总体约$35\% \sim 40\%$。出生后致病因素仅约占10%的比例。脑瘫的危险因素包括极低出生体重、未经治疗的高胆红素血症、多胎、绒毛膜羊膜炎、母亲感染、产前阴道出血、第二产程持续超过4小时、胎儿缺氧事件、胎儿感染(包括神经系统的感染)等。近年还发现脑瘫与遗传因素如遗传性血栓形成症基因、细胞活素基因、载脂蛋白E等候选基因有一定相关。

三、诊断

1.临床表现及分类　　脑瘫临床表现多样,但运动功能障碍是本病特征,主要表现为:运动发育落后,粗大运动如抬头、翻身、坐、站立、行走,以及精细运动指标不同程度地落后于同龄儿,且主动活动减少;反射异常,如原始反射延迟或消失,保护性反射减弱或不出现;肌张力异常及姿势异常。异常姿势多种多样,与肌张力异常及原始反射延迟消失有关,如痉挛性脑瘫患儿直立位下肢内旋伸直,足下垂,双腿交叉呈剪刀状。常伴随脑功能障碍及发育异常合并症,如智力低下、听力及视力障碍、语言障碍、癫痫等。

传统的脑瘫分类系统根据神经系统累及类型,功能障碍解剖学分布情况分类,新建议的脑瘫分类系统还强调继发于张力或运动障碍的功能异常、除了四肢运动障碍之外躯干及球部的异常,以及可能造成脑瘫的原因。

(1)按运动障碍的特征分类:

①痉挛型:约占全部患儿60%～70%,主要累及锥体系统。表现为肌肉僵硬,上肢屈曲,下肢内收或交叉,足尖着地,行走时呈垫足、剪刀样步态。腱反射亢进或活跃,踝阵挛阳性,2岁后巴氏征仍阳性。

②手足徐动型:约占20%,主要累及锥体外系,表现为难以用意志控制的不自主运动。单纯手足徐动型脑瘫腱反射不亢进,巴氏征阴性,肌张力呈齿轮状增高。

③共济失调型:表现为小脑症状,步态不稳,走路摇晃,四肢动作不协调,上肢常有意向性震颤,肌张力低下。

④肌张力低下型:表现为肌张力低下,四肢呈软瘫状,仰卧位时四肢呈外展外旋位,状似仰翻青蛙,此型常为婴幼儿型脑瘫暂时阶段,以后多转为痉挛型或手足徐动型。

⑤混合型:同时患有两种或多种类型,如痉挛型伴手足徐动型。

(2)按瘫痪部位分类:多应用于痉挛型。

①四肢瘫:四肢及躯干均受累,上下肢受累程度相类似。

②双瘫:亦是四肢受累,但两下肢受累为主,上肢及躯干比较轻。

③截瘫:双下肢受累明显,躯干及上肢正常。

④偏瘫:一侧肢体及躯干受累,有时上肢损害较明显。

⑤三肢瘫:一个上肢及两个下肢受累。

⑥单瘫:单个肢体受累,此型较少见。

2.早期发现

(1)新生儿:新生儿及婴儿早期,轻型脑瘫儿的识别困难。超声检查发现持续的脑室扩张,囊性脑室周围软化(PVL),及Ⅲ~Ⅳ级脑室内出血(IVH)情况,高度预测随后脑瘫发生的可能。美国神经病学会及小儿神经病学学会建议对所有小于30周孕龄的极低出生体重儿,在第7~14天之间常规进行头颅超声检查,并最好在第36周及足月之间重复一次。MRI包括弥散加权成像(DWI)关注内囊后肢在孕36~40周髓鞘化情况,具有早期发现PVL及预测之后可能发生脑瘫有很大价值。它比颅脑超声能更好地发现早产儿弥漫性的PVL,并在评估早产婴儿患急性缺血方面有帮助。近年研究发现头颅MRI检查结果可预测极低出生体重儿的运动发育情况。神经影像学的应用可能是目前早期诊断脑瘫与判断预后最有前景的诊断工具。

(2)婴儿及幼儿:除外运动里程碑的评估及传统神经学检查,准确发现患脑瘫婴儿及幼儿,还有赖于在不同年龄段反复评估以及评估质量。重要的运动模式包括原始反射,如非对称性颈强直反射,随发育成熟而消失;自主反射,如躯干平衡反射及降落伞反射,随年龄增长而出现。常用筛查评估项目包括:Alberta婴儿运动量表,Chandler婴儿筛查测验运动评估及原始反射检查表等。预测发育最好的结果是基于纵向的系列评估。

3.诊断要点 诊断主要依靠病史、体检及辅助检查。美国神经学会及小儿神经学会实践委员会建议,对所有脑瘫患儿,如病因不明确,应行神经影像学检查如MRI检查,并对偏瘫性脑瘫及不能解释的出血性梗死患儿考虑行出凝血检测。患有中枢神经系统畸形还需行遗传学检测或评估。分清神经运动损害的类型及分布,发现致病原因及发病时间,筛查相关健康问题,如智力低下、视力损害、听力损伤、营养、生长及吞咽失调监测等。诊断评估疑似脑瘫患儿应由多学科专业团队共同执行,包括神经科医师、发育儿科医师、儿童神经康复医师等。

四、鉴别诊断

许多其他的疾病易与脑瘫相混淆。包括其他静态障碍如习惯性趾尖行走,临床医师可能将习惯性的趾尖行走误认为是轻度的痉挛性双瘫,这些孩子没有痉挛性的证据或其他神经学疾病,他们也许有或没有跟腱挛缩,以及可能有趾尖行走阳性家族史,肌电图可帮助疑难病例区分两者不同;多巴反应性肌张力不全发病初期常被误诊为脑瘫,它是常染色体显性遗传病,对低剂量L-多巴反应迅速;如疾病表现为神经系统进展性及退行性病变,应考虑家族性痉挛性截瘫或共济失调毛细血管扩张症。

五、治疗

脑瘫损害包括口腔运动失调、关节挛缩、髋关节半脱位与脱臼及脊柱形状改变（脊柱侧弯、脊柱后弯及脊柱前弯）。功能问题包括喂养失调、言语延迟、独立活动受限、书写障碍及自我照顾困难。

造成脑瘫儿童损害及功能问题的原因可能是因一种或多种的病理生理性损害所致：高张性（痉挛性与张力障碍）及低张性；肌无力及易疲劳；失去选择性运动控制；平衡损害以及不自主运动；相关健康问题，如不合适的营养及难于控制的惊厥发作可能严重影响了脑瘫儿童的功能。

1.评估　通常要求脑瘫儿童每 6～12 个月进行重新评估或监测他们的运动进展情况、相关健康问题及治疗后的再评估。评估的内容包括肌张力，步态及生命质量评估等。

（1）肌张力：张力增高也许是因为强直、痉挛、张力障碍或所有这些障碍的综合。张力评估可通过 Ashworth 量表、改良 Ashworth 量表及 Tardieu 量表开展。张力障碍的严重性可通过 Barry Albright 张力障碍量表来定量痉挛及张力障碍的鉴别对治疗计划的确定是重要的。

（2）步态分析：三维计算机步态分析能够帮助制订手术前的计划，特别是多水平段骨科手术，以及能够记录手术及非手术治疗之前及之后的变化。步态分析的组成包括肌电图分析、运动学录像评估（关节角度及速度）及动力学（关节的运动力，及场地反应力、反作用力测定板分析，及有氧耗量）。标准步态参数包括踏步及跨步长度、步态速度及步调。

（3）生命质量量表：生命质量评估对重症脑瘫儿童的家庭特别重要。例如，针对 GMFM 分类为Ⅴ级的脑瘫以及正在接受鞘内巴氯芬治疗的脑瘫患儿，其目的并非以改善功能技能为首要目的，而是为了能够更容易照顾及帮助患儿睡眠，减少疼痛及不适。虽然已认识到生命质量及疼痛评估的重要性，但当前评价生命质量及与健康相关生命质量量表存在一定的局限性。几个针对脑瘫儿童评估健康相关生命质量及疼痛量表正在开发。

2.干预　脑瘫治疗计划包括物理与职业治疗；支架及适应性器材；坐具及定位装置；张力治疗；矫形及神经外科手术；其他治疗如电刺激。总的来说，针对脑瘫患儿的各种治疗，循证基础证据的支持仍有限，但已有进步。

（1）物理与职业治疗：物理及职业治疗的指征指学龄前常规治疗及之后间断的治疗服务，用来改善肌力、耐力及速度；有研究报道物理治疗有增强脑瘫儿童肌力功效,包括功能改善、活动水平增加,虽然美国脑瘫及发育医学协会治疗结果委员会报道没有证据支持神经发育疗法的功效。其他研究报道一种相对新的针对偏瘫的儿童治疗方法,即限制引导治疗的益处。这一治疗方法是将没受到影响的手臂限制在石膏中或用其他的方法限制,为了强迫孩子使用受到影响的手及手臂。

(2)支架、适应性器械及姿势装置:上下肢支架(矫形器)可维持关节正常位置、阻止畸形及改善功能。但支持一种支架好过另外一种支架的研究证据尚有限。故目前多依据临床经验来决定矫形器的选择。有相当多的证据支持患动力性马蹄足儿童使用踝足矫形器好过裸足行走。适应性坐姿对改善一些患脑瘫儿童(GMFM水平Ⅳ及Ⅴ)的功能是关键的,包括:喂养及言语;改善生命质量;阻止继发性问题进展,如脊柱侧弯;以及提供安全独立的活动机会。

(3)张力治疗:早期张力治疗的目的是阻止矫形科的并发症,如屈曲挛缩,以便回避之后可能需要矫形外科手术需要。张力治疗的计划包括:口服药物,肌注肉毒素、苯酚或酒精神经阻滞,鞘注巴氯芬,及选择性脊髓后根离断术(SDR)。显著痉挛和(或)张力障碍的儿童可能得益于这些治疗的组合。有研究报道在早期如经过积极的张力治疗计划,8岁时,针对挛缩及骨骼扭转畸形的手术发生率由40%减少至15%。

①口服药物:治疗痉挛性及张力障碍的口服药物包括巴氯芬、地西泮、苯唑安定、丹曲林、替扎尼定及其他针对肌痉挛 α_2-肾上腺激动剂及左旋多巴、卡比多巴、苯海索。一个小的 RCT 研究发现简单的夜间地西泮的给予,显著地减低了张力,改善了脑瘫患儿的活动程度,这种方法也许对那些无法使用其他治疗方法如肉毒素及鞘注巴氯芬的患者可能是有益的。值得一提的是,突然的巴氯芬撤药能够导致严重的副作用,包括瘙痒症、痉挛状态增加、意识错乱、幻觉及惊厥发作。使用丹曲林及替扎尼定已经发现与肝功能失调相关,必须监测肝功能。

②肉毒毒素、苯酚及酒精:苯酚及酒精已被注射到运动点或在运动神经上,用来减少痉挛状态。治疗的指征包括改善对痉挛状态的照顾、改善步态及治疗继发于痉挛状态的疼痛.但存在慢性疼痛或感觉障碍风险。肉毒毒素已成为神经肌肉阻滞常规的选择,因其易操作、副作用低及起效快速。它在神经肌肉接头处与释放乙酰胆碱相互作用。使用肉毒毒素的主要限制是疗程相对短(从起始注射后达到3个月)及能够一次接受注射肌肉的数量有限。两个血清型(A及B)当前是适合于临床使用,且它们的剂量及作用的期限不同。已有剂量指引共识。

③鞘注巴氯芬:巴氯芬是 GABA 激动剂,它的激动部位是脊髓。能够给予鞘内注射小的剂量以达到最大的益处及限制副作用。单独巴氯芬鞘内注射的作用仅

持续数小时,所以,它通过持续的泵注给药。美国脑瘫及发育医学协会治疗结果委员会发表系统综述发现巴氯芬鞘注可减轻上下肢肌张力,改善照顾容易度及睡眠,减少疼痛及减轻躯干的张力。

④选择性背根切断术(SDR):SDR 是治疗痉挛性脑瘫的神经外科常规,对张力障碍矫治无效。它涉及从 L2～S1 或 S2 水平割断背根脊神经根。理想 SDR 候选者为早产儿童,患痉挛性双瘫,活动能力受限或没有躯干无力。手术之后数周,多数儿童可出现显著无力,最大程度的功能改善要到术后 6～12 个月才发生。SDR之后的功能改变随时间持续。值得注意的是,目前儿童行 SDR 人数在显著减少,而鞘注巴氯芬人数在增加。少有研究对比 SDR、鞘注巴氯芬或矫形干预之间疗效。

(4)矫形外科治疗:脑瘫患儿肌肉骨骼问题包括髋关节半脱位及脱位、脊柱侧弯及其他脊髓畸形、屈曲挛缩、脚及踝变形、手及手臂变形、腿旋转变形、手及手臂变形、下肢不等长、高位髌骨、骨质减少及骨折、关节疼痛、术后肥大性骨化。临床步态异常包括蜷缩步态及膝僵硬步态。矫形外科是多数这些问题治疗方法的选择之一。总的来说,除非结构问题确实需要早期手术来确保功能,矫形手术常安排在5～8 岁之后,当腿的所有方面的畸形可在同一个时间处理(多水平的手术)。

(5)相关健康问题:儿童脑瘫相关健康问题包括骨质减少、口腔运动失调、胃食管反流、失禁、便秘、流涎、惊厥发作及疼痛等。

①骨质减少:儿童脑瘫患儿的骨质减少是因骨矿化作用生长速率慢,治疗包括维生素 D 和钙添加及站立计划。

②口腔运动失调:口腔运动失调征象包括唇闭合差、流涎及无能力处理分泌、吮吸差、缺少年龄相适应的咀嚼、强直性咬及挺舌、喂养时咳嗽及作呕、处理不同质地食物及稀的流质困难。喂养问题在脑瘫儿童中常见,与差的健康及营养指征高度相关。患有严重口腔运动失调的儿童也许需要肠道喂养以保持合适营养。

③胃食管反流:胃食管反流在神经损伤儿童当中常见,也常与营养差和口腔运动失调及误吸危险相关联。给予少量、稠厚的喂养及小心姿势也许能改善胃食管反流。持续胃食管反流的儿童需药物来减少胃酸、中和胃酸或增加肠蠕动性。患严重胃食管反流婴儿可能需要 Nissan 胃底折叠术。

④排泄失调:多数脑瘫孩子身上,成功如厕训练年龄显著地延迟,约 1/3 脑瘫儿童有排泄失调。治疗需要个体化及主要涉及使用抗胆碱能药物,在个别病例,需要间断的插管;慢性便秘是很常见的疾病状况,发病率约 70%～90%。治疗慢性便秘及继发性嵌塞包括评估上厕所姿势及坐姿、分析行为问题、改变食物,对有嵌塞的儿童实施"清除"计划(灌肠、口服刺激剂或聚乙二醇)以及每天的维持计划(添

加纤维及流质、矿物油、山梨醇、乳果糖或聚乙二醇）。

⑤流涎：脑瘫患儿流涎来自口腔运动失调，不是因为唾液过度产生。流涎治疗需要个体化，包括行为疗法、药物、注射肉毒毒素及外科手术。甘罗溴铵是常用的药物。腺体内肉毒毒素注射是个相对新的干预措施。外科手术干预包括唾液腺切除及唾液管道结扎。

⑥癫痫：基于脑瘫的解剖类型及是否合并智力低下，脑瘫儿童癫痫发病率显著不同。20％～40％患脑瘫及智力低下儿童患癫痫。儿童患四肢瘫的更易患癫痫，且更难控制。脑瘫患儿合并癫痫需要相关的抗癫痫治疗。

⑦疼痛：对疼痛的关注是重要的，目前的研究仍偏少。有研究分析了43个家庭，67％的父母报告他们孩子在过去一个月里有疼痛。辅助牵张是日常最常与疼痛相关联的生活活动。另一研究发现，11％脑瘫儿童（GMFM水平Ⅲ～Ⅴ）的父母报道他们孩子每天有疼痛发生。疼痛与运动损害严重性以及缺课日子数量相关。儿童患脑瘫疼痛的评估是困难的，可能与脑瘫患儿存在沟通或认知缺陷相关。

（6）补充及替代疗法：补充及替代疗法（CAM）在儿童患慢性病及残疾中常用，包括脑瘫。56％脑瘫患儿的家庭使用一个或更多CAM治疗。患四肢瘫不能自由活动的儿童更常使用CAM治疗。研究报道常用的补充及替代疗法包括顺势疗法、针灸、中药、高压氧、阈值电刺激（TES）、按摩疗法、水疗等。目前，少有针对脑瘫儿童循证依据强的CAM的研究。

（7）发育及精神健康问题：脑瘫也许合并注意力缺陷多动障碍（ADHD）及学习障碍或患有智力障碍。儿童患脑瘫及智力低下比其他患儿更易患癫痫及其他慢性健康问题如胃食管反流。青少年脑瘫患者与他们的同辈相比较自信心更低，在社交上更易被孤立。虽然，他们认为有朋友非常重要，但在校外与他们朋友的联系是有限的。

第十一章　急性小脑共济失调

急性小脑共济失调的病因尚不完全清楚,但50%以上的患儿在病前2～3周有病毒感染病史。最常见为水痘病毒,也可为肠道病毒、腮腺炎病毒、流感病毒、EB病毒、腺病毒或其他病毒。其致病机制与病毒直接引起小脑炎症有关,亦可因感染后诱发的自身免疫性小脑炎。

一、临床表现

1.急性起病　发病以1～3岁幼儿为主,急性起病,大多于2～3天达病情高峰,也有进展较缓慢者。部分患儿病初伴呕吐。

2.共济失调　躯体性共济失调为主。主要表现为步态不稳,严重者完全不能行走,不能站立或独坐,或有构音障碍。也可有四肢共济失调表现,出现意向性震颤,或有四肢、头部、甚至躯干的粗大震颤,主动运动时加重。指鼻试验、跟膝胫试验阳性。

3.眼震和眼球异常运动　约在50%的病例可见水平性眼震。有的患儿仅表现为眼球不自主和不规则的快速跳动。

4.全身症状少　体温大多正常,少数可有易激惹,轻度嗜睡等。无颅内压增高征象。颅神经多不受累,眼底和感觉功能正常。少数病儿可有一过性锥体束征,脑膜刺激征罕见。脑脊液多正常,少数患儿急性期可有轻度白细胞和蛋白增高。

5.病程自限　绝大多数患儿于起病后1～2周内完全康复,少数可能延长至数周。极个别遗留运动、行为或语言不协调。

二、诊断要点

本病诊断的关键是排除其他疾病。主要依据:

(1)根据其急性起病的共济失调,全身症状少,病后2～3天达病情高峰,病程自限等临床特点,可与后颅窝占位性病变,小脑退行性疾病鉴别。若患儿同时存在严重眩晕,持续呕吐或中耳炎,需考虑急性迷路炎。对正在服用苯妥英钠等抗癫痫药物者,需注意药物中毒引起的共济失调。

(2)头颅 MRI 排除后颅窝占位性病变。

三、治疗

无特效治疗方法。急性期应加强护理、卧床休息,保证足够营养。可短期应用糖皮质激素,病情停止进展后撤药。大剂量丙种球蛋白静脉注射对本病的疗效尚不肯定,有条件者可于病情进展期试用。

第十二章　颅内出血

颅内出血(ICH)又称为出血性脑血管病或出血性卒中,系因脑血管破裂使血液外溢至颅腔所致。根据出血部位的不同,ICH 可分为脑出血、蛛网膜下腔出血和硬膜下出血等。国外文献报道 15 岁以下儿童脑出血和蛛网膜下腔出血的发病率为 2.5/10 万。无论何种原因所致的小儿 ICH,其临床表现有颇多相似之处,但预后则视不同病因而有很大差异,且诊断与治疗是否及时也是直接影响预后的关键因素。

一、病因

许多血液病、脑血管发育异常及颅内外其他病变均与小儿 ICH 的发生有关,其病因可以是单一的,亦可由多种病因联合所致。

(一)脑血管畸形

脑动静脉畸形是儿童时期 ICH 的常见原因之一,可分为先天性、感染性与外伤性。先天性脑血管畸形包括血管瘤和动静脉瘘,前者系因血管壁中层发育缺陷所致,见于末梢小动脉分叉处,直径达 6～15mm 的动脉瘤易发生破裂出血;后者系因动、静脉系统间毛细血管发育缺陷使动、静脉间直接吻合而成短路,以致病区动脉扩大而成动脉瘤样畸形,并压迫其周围脑组织,易破裂出血,以 Galen 静脉畸形多见。感染性脑动静脉畸形如颅内细菌性或真菌性动脉瘤,系感染性心内膜炎的感染栓子所致;人类免疫缺陷病毒感染也可导致小儿颅内动脉瘤的发生。外伤性脑动静脉畸形较少见,仅发生于海绵窦,因颈内动脉位于此处,故外伤可致颈动脉-海绵窦瘘。

其他类型的脑血管畸形有毛细血管扩张、海绵状血管瘤、软脑膜静脉及毛细血管的畸形、脑底异常血管网等。

(二)血液病

血液病是小儿脑血管病的重要病因,在尸检的血液病例中有 50% 发现自发性脑出血。血友病患儿中 2.2%～7.4% 发生 ICH。小儿特发性血小板减少性紫癜病例中发生 ICH 者占 10%。其他如白血病、再生障碍性贫血、溶血性贫血、弥散性血管内凝血、凝血障碍等血液病，以及抗凝疗法的并发症，均可发生 ICH。

（三）颅内其他原因

包括颅脑外伤，颅内肿瘤，脑动脉炎，中毒性脑病等。

（四）颅外其他原因

包括维生素 K 缺乏症，维生素 C 缺乏症，肝病，高血压，感染或结缔组织病等其他各种原因所致的 ICH。

（五）新生儿颅内出血原因

新生儿颅内出血（NICH）有其特殊的病因，主要发病因素为两大方面，即产伤及缺氧引起，前者正逐渐减少，后者有增加趋势。NICH 的发病率依不同的检测及统计方法不同而不固，其中在孕周＜34 周、出生体重＜1500g 的未成熟儿高达 40％～50％。

（六）其他

尚有部分小儿 ICH 的原因不明。找不到病因的脑出血称为小儿特发性脑出血。有文献报道尸检发现小儿特发性脑出血系由微小动脉瘤样血管畸形破裂所致，因此并非真正的原因不明。只是因这种动脉瘤太小，用 CT 扫描和脑血管造影等神经影像学检查不能发现而已。

二、临床表现

（一）脑出血

系指脑实质内血管破裂所致的出血。常见于大脑半球，幕下脑出血（小脑或脑干）较少见。发病前可有外伤以及过度兴奋等诱因。起病较急，常见表现有突发头痛，呕吐，偏瘫，失语，惊厥发作，视物模糊或偏盲，感觉障碍，血压、心率及呼吸改变，意识障碍等。重症患儿一般均有明显的生命体征的改变，并易伴发消化道出血、心肺功能异常以及水电解质紊乱，特别严重者可伴发脑疝死亡。血肿破入蛛网膜下腔者常有明显的脑膜刺激征。脑室出血常表现为深昏迷，四肢软瘫，早期高热，双瞳孔缩小，去脑强直样发作。

（二）原发性蛛网膜下腔出血

原发性蛛网膜下腔出血是指非外伤性原因所致的颅底或脑表面血管破裂，大量血液直接流入蛛网膜下腔；而继发性者是由于脑出血后，血流穿破脑组织而蔓延至脑室及蛛网膜下腔所致。小儿蛛网膜下腔出血比成人少见。因动脉瘤以及动静脉畸形等血管异常所致者以 6 岁以上年长儿较多见，且有随年龄增长而逐渐增多的趋势。

常起病急剧，主要表现为血液刺激或容量增加所致的脑膜刺激征和颅内高压征，如颈项强直、剧烈头痛以及喷射性呕吐等。半数以上病例出现意识障碍、面色苍白和惊厥发作。病初 2～3 日内常有发热。大脑凸面血管破裂所致的蛛网膜下腔出血，若病变部位靠近额叶及颞叶时，常可出现明显的精神症状，可表现为胡言乱语、自言自语、模仿语言和摸空动作等。可伴发血肿或脑梗死而出现局灶性神经体征，如肢体瘫痪及颅神经异常等。眼底检查可见玻璃体下出血。

（三）硬膜下出血

婴幼儿多见。通常分为小脑幕上和小脑幕下两种类型，前者最常见，多因大脑表面的细小桥静脉撕裂出血所致；后者多由于小脑幕撕裂所致。硬膜下出血所形成的血肿大多发生于大脑顶部，多数为双侧，但出血程度可不对称。临床表现差异很大。位于大脑半球凸面的硬膜下出血，若出血量很小，可无明显症状；若出血量较大，则可出现颅内压增高、意识障碍、惊厥发作或偏瘫、斜视等局灶体征，甚至继发脑疝导致死亡。幕下硬膜下血肿通常出血较多，往往迅速出现昏迷、眼球活动障碍、瞳孔不等大且对光反射消失、呼吸不整等脑干受压症状，病情进展极为迅速，多在数小时内呼吸停止而死亡。

（四）MCH

主要包括脑室周围-脑室内出血、小脑出血、原发性蛛网膜下腔出血和硬膜下出血四种类型。脑室周围-脑室内出血主要发生于胎龄较小的未成熟儿，源于室管膜下的生发层毛细血管破裂所致，多于生后 24～48 小时内发病，多数起病急骤，进行性恶化，生后不久即出现深昏迷、去脑强直与惊厥，多于数小时内死亡；但少数开始时症状亦可不典型，可有意识障碍、局限性"微小型"惊厥、眼球运动障碍以及肢体功能障碍等，症状起伏，时轻时重，多能存活，但易并发脑积水。小脑出血可因压迫脑干而出现四肢瘫痪、呼吸浅表以及反复窒息发作等，均于病后 36 小时内死亡。新生儿蛛网膜下腔出血临床表现与出血量有关，轻微出血时可无任何症状与体征，仅有血性脑脊液，常见于早产儿；出血较多时，常于生后 2～3 天出现嗜睡和惊厥，可致出血后脑积水，多见于足月儿；大量出血较罕见，病情严重，生后不久即死亡。新生儿硬膜下出血临床表现与前面所谈到的硬膜下出血相类似。

三、诊断

任何小儿出现上述临床表现时均应考虑到 ICH 的可能性。如有出血性疾病史或有外伤等诱因，而无明显颅内感染表现，更应注意本病。应及时选择以下辅助检查确诊。

（一）一般检查

ICH 时可有贫血，血沉加快，周围血白细胞数增加，如为白血病所致时可见幼稚细胞。任何原因所致的脑出血，均可出现一过性蛋白尿、糖尿及高血糖等变化。

（二）颅脑 CT

是确诊 ICH 的首选检查，可精确判断出血部位及范围，并可估计出血量及查见出血后的脑积水。唯脑干的少量出血可出现假阴性。

（三）颅脑 B 超

适用于前囟未闭的婴幼儿。对 ICH 的诊断率较高，且可在床边进行，具有方便、安全、经济等优点，并可进行动态观察，以随时了解血肿及脑室大小的变化。

（四）磁共振血管成像或脑血管造影

是明确出血原因和病变部位最可靠的方法。尤其是脑血管造影即可确定诊断，还可进行介入治疗。但需搬动病人，检查时间也较长，一般于病情稳定后进行，或适用于病情危重、需急诊手术者的术前检查。

（五）脑电图

脑出血时行脑电图检查可发现出血侧有局限性慢波灶，但无特异性。

（六）脑脊液检查

适用于蛛网膜下腔出血的诊断，如发现均匀血性脑脊液，除外穿刺损伤即可明确诊断。鉴别方法可将穿出的脑脊液连续分装三个试管静置数分钟，如观察到脑脊液颜色均匀一致而无凝块，其上清液变黄，隐血试验阳性，提示腰穿前即有出血，非腰穿时损伤所致。在新生儿尚可借助脑脊液内有无含铁血黄素巨噬细胞而予以区别，若有则为新生儿蛛网膜下腔出血。血性脑脊液可持续 1 周左右，离心后上清液的黄染逐渐加重。另有脑脊液压力增高，蛋白多增多，糖正常或稍低。但如有严重颅内高压表现，或临床怀疑其他部位的 ICH，则应暂缓腰穿检查，以免诱发脑疝。

（七）硬膜下穿刺检查

适用于幕上硬膜下出血的诊断，对新生儿和前囟门尚未闭合的婴幼儿在前囟的侧角进行硬膜下穿刺即可确诊。在正常情况下，针头进入硬膜下腔，无液体流出或只能流出几滴澄清的液体。若有硬膜下血肿则可流出含有大量蛋白质的、红色或黄色的水样液体。为明确硬膜下血肿是否为双侧性，对前囟门的两侧均应穿刺。对新生儿穿刺后流出 0.5ml 以上的液体即有诊断意义。

（八）病因学检查

应结合病史与临床表现进行相应检查，如血象、凝血功能以及骨髓穿刺等，以鉴别出血原因。

四、治疗

ICH 治疗原则是迅速控制出血,适时进行外科手术治疗,预防并发症与后遗症。治疗选择通常分为三类:使病情稳定的综合治疗,尽力治疗出血本身,以及降低再出血风险的方法。

(一)稳定治疗

稳定治疗措施包括优化呼吸管理、控制体循环高血压、防治癫痫发作和针对颅内压增高的医学管理等。脑水肿的处理可用肾上腺皮质激素,如颅内压增高较明显可静脉推注脱水剂或利尿剂。ICH 急性期应绝对卧床,保持安静,不宜搬动,避免引起血压增高和颅内压增高的因素。如因特殊情况如急诊检查和手术治疗等,需要搬动病人,应保持头部固定。还应保持水电解质平衡及足够的热量供给。

另外,针对蛛网膜下腔出血患儿来说,控制血管痉挛后可能收到一定的疗效。因为蛛网膜下腔的血液和血凝块可引起脑动脉的炎症反应和脑水肿,可释放促血管痉挛物质而引起血管痉挛。

(二)手术治疗

早期手术清除血肿,适用于出血量大,有严重脑实质损害症状或出现脑疝危险症候的病例。而对于一般出血病例,需要待病人病情稳定后再实施手术治疗,包括清除血肿和对局部畸形血管的处理等,通常以发病后 2 周左右为宜。目前尚无明显证据显示幕上实质内血肿外科手术摘除术对任何年龄都有效。Mendelow 及其同事研究显示,在 1033 名非外伤性幕上出血的成人随机试验中,在血肿发生 24 小时内进行血肿取出术对病人无明显受益。另外一项小样本研究,给予了较早(小于 4 小时)血肿取出术的 11 名病例中,有 4 例因为再出血给予了暂停早期血肿清除手术。也有无对照研究证据显示,在选择人群中血肿清除可能缓解脑疝发生。这种外科手术对于小脑出血以及大脑半球较大范围出血病灶病人可能获益更多。

反复腰穿放脑脊液适用于脑室及蛛网膜下腔出血患者,可减少脑积水的发生,并可迅速缓解蛛网膜下腔出血所引起的颅内高压,减轻脑膜刺激症状。但如果患儿头痛剧烈、呕吐频繁或极度烦躁,甚至已出现脑疝的早期征象,则应禁忌腰穿,以免诱发脑疝。

硬膜下穿刺适用于硬膜下出血的治疗,前囟未闭时尤为适用。一般可每日或隔日穿刺 1 次,穿刺成功后应让液体自动流出,不应抽吸,每次引流量不宜过大,一般不超过 15ml,否则可能诱发再出血。可穿刺 10～15 次,液体量不多者逐渐延长间隔并停止穿刺。

（三）病因治疗

纠正出血的危险因素能够减少额外出血。脑血管畸形的手术处理可以防止再次破裂出血。动脉瘤和动静脉畸形（AVMs）采用外科或血管内闭塞治疗对于许多病人来说是非常有效的，但是放射外科学针对儿童 AVMs 病灶太小或很难用外科手术方法解决的病例，应用越来越多。数个较大的回顾性研究报道，放射外科学是非常安全而且对于治疗儿童 AVMs 是明显有效的。

对凝血缺陷和血液系统疾病的治疗可减少继发性出血的危险。血小板计数在 200×10^9/L 以上时脑出血很少发生。即使血小板数很低，在没有创伤的情况下，自发性颅内出血极少见。获得性同种免疫血小板减少症患者的脑出血通常伴有全身性病毒感染，可能是由于感染刺激机体产生大量的抗血小板抗体，导致血小板减少。对于血小板减少症患者应及时输注血小板或新鲜血，避免服用阿司匹林或其他抗血小板药物，或是避免可能导致头部外伤的刺激。同样，Ⅶ因子缺乏患儿通过补充Ⅶ因子可减少或预防外伤性颅内出血。对于血友病患者应输注Ⅷ因子，晚发性维生素 K 缺乏应输注维生素 K 和凝血因子复合物或新鲜血等。

（四）康复治疗

ICH 患儿在病情好转后即应进行医学康复训练，包括物理治疗、作业治疗和语言治疗等。还应辅以针灸、推拿、理疗以及高压氧等，以减轻神经损害后遗症。同时可给予心理支持和行为治疗。在康复治疗过程中，患儿和家长都应参加。

儿童 ICH 治疗和评估推荐如下：

1. Ⅰ级推荐

（1）对于非外伤性脑出血患儿，当非侵入性检查不能确定原因时，应该进行全面的危险因素评估，包括常规脑血管造影，从而在再次脑出血发生前确定可治疗的危险因素（Ⅰ级，C 水平证据）。

（2）严重凝血因子缺乏症患儿需要接受凝血因子替代治疗（Ⅰ级，A 水平证据）。

（3）先天性血管异常患儿有发生反复脑出血的危险，这种损害应该予以及时识别和矫治。同样，其他可治疗的脑出血危险因素也应该及时矫正（Ⅰ级，C 水平证据）。

（4）脑出血病人的稳定治疗包括呼吸治疗、控制血压、控制癫痫发作和降低颅内压（Ⅰ级，C 水平证据）。

2. Ⅱ级推荐

（1）对于无临床症状的颅内动脉瘤病人，有必要每 1～5 年应用颅脑 MRA 进行追踪随访（Ⅱa级，C水平证据）。当病人出现可以用颅内动脉瘤解释的临床症状时，即使颅脑 MRA 未发现颅内动脉瘤，也应考虑采用 CT 血管造影（CTA）或导管血管造影（CA）检查（Ⅱb级，C水平证据）。

（2）治疗脑血管痉挛对 SAH 患者有利（Ⅱb级，C水平证据）。

3.Ⅲ级推荐

（1）对于大多数大脑幕上血肿病人，不主张外科手术治疗（Ⅲ级，C水平证据）。然而，对于可能发生脑疝或颅内压很高的患者，应该进行外科手术治疗。

（2）尽管有证据表明镰状细胞病（SCD）患者周期性的输血会造成缺血性梗死，但没有证据表明镰状细胞病患者周期性的输血能够减少 ICH 的发生率（Ⅲ级，B水平证据）。

五、预后

ICH 的预后与其发病年龄、病因、出血部位及出血量大小等有关。脑动静脉畸形易反复出血，复发者病死率较高；如血液流入脑室系统与蛛网膜下腔后，易致脑脊液循环通路阻塞，吸收障碍，产生脑积水。脑动脉瘤破裂常产生脑实质内出血，80％以上的病例于早期死亡，幸存者多留有神经系统后遗症。继发于全身性疾病的 ICH 预后与原发病、出血部位及其产生的病理反应有关。

NICH 预后与其出血类型有关。脑室周围—脑室内出血的近期预后与出血量大小有关，出血量越大，并发脑积水的发生率或病死率越高；远期随访，出血量大者多发生严重智能减退和运动功能障碍等。小脑出血预后差，出生后不久即死亡。新生儿蛛网膜下腔出血主要系静脉破裂所致，出血量较小，大多预后良好；少数也可因先天性颅内动脉瘤破裂所致，病情多危重，预后较差，病死率高达40％。幕上硬膜下出血预后相对较好，而幕下硬膜下出血预后差。

第十三章　颅内高压

一、概述

颅内压力(ICP)是指颅腔内各种结构,即脑组织、脑血管系统及脑脊液所产生压力的总和,简称颅压或脑压,一般用腰椎穿刺测得的脑脊液压力表示。通常所说的颅内压,是指在水平侧卧位身体松弛的状态下,经腰椎穿刺接上一定内径的测压管所测得的压力。测压管(玻璃管或塑料管)以内径 2～3mm 为宜,太细易有毛细作用使压力偏高,太粗则脑脊液流出过多而使压力偏低。颅内压的个体差别较大。一般正常成人颅内压为 70～180mmH$_2$O[(mmH$_2$O)×98.07＝Pa]。压力在180～200mmH$_2$O,可认为可疑的颅内压增高;如超过 200mmH$_2$O,为颅内压增高;低于50mmH$_2$O,为病理性低颅压,50～70mmH$_2$O 之间为可疑的低颅压。小儿颅内压一般 40～100mmH$_2$O,新生儿颅内压为 10～14mmH$_2$O,青春期前后颅压达到成人相似水平。

颅腔的内容物主要由三部分组成,即脑、血液和脑脊液。在正常状态下,这三部分的总容积是近于恒定的,其中任何一部分的数量改变必将由其余的一部分或两部分的相应改变代偿之,以防止对颅内压的明显影响。如果变化过于剧烈,出现失代偿,则出现颅压异常。常见影响颅压的因素如下。

1.脑脊液的分泌压和流动阻力　当脑室系统发生急性闭塞时,在高达700mmH$_2$O 的压力下,脑脊液仍然产生,说明存在脑脊液分泌压。脑脊液在流通过程中也受到一定的阻力,与脑脊液的产生和维持也有一定关系。

2.流体静力因素　在水平侧卧位时,腰部脑脊液的压力与小脑延髓池和脑室者相等。坐位时腰部椎管脑脊液压可高达 375～550mmH$_2$O,此时小脑延髓池的压力常呈负压,顶部的压力也呈明显负压。

3.静脉血压　静脉内的压力是产生和维持脑脊液压的主要因素之一,全身静脉血压和颅脊腔内静脉血压都影响脑脊液压力。椎管静脉丛的任何压力改变皆以同等程度反映于脑脊液压,例如胸腔内压力升高(如咳嗽和用力)时,脑脊液也以同等程度增高,这是因为增高的胸内压力经椎静脉扩展到椎静脉丛并阻碍颅内静脉的回流而影响脑脊液吸收。腰部椎管静脉丛经穿过椎间孔的腰静脉回流至下腔静脉,当以手压迫腹(脐)部时,因阻碍下腔静脉血液的回流,使椎管静脉丛充盈,从而使脑脊液压增高。

　　脑脊液压较颅内静脉窦的血压高约 5～10mmH$_2$O。当压迫颈静脉时,颅内静脉窦内压力升高,脑脊液压同时升高,临床上腰椎穿刺时常用的压颈试验即是颅内压受静脉压增高直接影响的实际应用。心力衰竭所致循环淤血,或胸腔上部或纵隔占位病变压迫上腔静脉者,颅内静脉窦血栓引起闭塞,皆可由于静脉血液回流阻碍而引起颅内压增高。

　　4.动脉血压的影响　　动脉血压的突然改变,无论升高或降低,皆引起颅内压相应改变。变化的程度与血压改变的速度与程度密切相关。动脉血压改变较缓或较轻时,由于脑部动脉阻力的相应调整,对颅内压的影响较小。相反,如血压变化急剧时,则处于失代偿状态,颅内压常明显升高。

二、病因和发生机制

　　上述颅腔内三种内容物(脑、血液和脑脊液)体积的增大与颅内占位性病变均可引起颅内压增高。因此引起颅压高的主要因素是以下 4 类:①脑脊液增多,见于交通性与非交通性脑积水;②血液增多,如脑血管扩张或出血;③脑组织体积增大,如脑水肿;④颅内占位性病变,如血肿、肿瘤与脑脓肿等。常见原因可归纳为以下 6 大类:①外伤性;②血管性如出血性或闭塞性脑血管病;③炎症性如脑炎与脑膜炎等;④先天性如婴儿脑积水或狭颅症等;⑤颅内肿瘤;⑥全身性疾病如窒息、肺炎或中毒性痢疾引起的中毒性脑病。这些疾病可由于上述四种因素之一种或多种因素而产生颅内压增高。颅内压增高的发病机制是由于上述各种因素导致颅内容积代偿失调,相关的各种因素如下:

(一)脑脊液增多

　　可由于脑脊液分泌增多或循环障碍所致,以后者常见,病理生理改变表现为脑积水。脑积水可分为交通性与非交通性两类。交通性脑积水者脑脊液能从脑室系统流入蛛网膜下腔,脑脊液的循环障碍发生在蛛网膜下腔;非交通性脑积水也称阻塞性脑积水,阻塞发生在脑室系统,脑脊液不能流入蛛网膜下腔。单纯脑脊液产生过多可见于脉络丛乳头瘤、维生素 A 缺乏或过量,以及儿童服用四环素等,临床一般不引起严重脑积水。

(二)颅内血容量增加

　　各种原因所致的颅内血容量增加均可导致颅压高。常见的疾病包括:脑外伤所致的脑血管扩张;蛛网膜下腔出血(脑血管畸形或其他原因所致);颅内静脉窦血栓;动脉和静脉血压升高等。

(三)脑组织容积增加

主要由于脑水肿即过多的水积蓄于脑实质内所致。脑水肿是临床上各种危重症最常见的中枢神经系统并发症,也是颅内压增高的各种因素中最常见者。其原发病以感染性疾病最多。根据病变的范围不同,脑水肿的部位亦有所不同。窒息、心跳呼吸骤停及中毒性脑病等表现为弥漫性的脑水肿;局灶性病变(脑瘤、血肿、脓肿与脑挫裂伤等)则引起病灶周围脑水肿。根据发生机制脑水肿可分为以下几类。

1.血管源性脑水肿　见于脑外伤、脑瘤与颅内炎症等。由于血脑屏障发生障碍,血浆蛋白、液体与某些离子外溢于细胞外间隙,引起细胞外水肿。病理特点是水肿液中蛋白质增多,细胞间隙增宽,水肿以白质为主。

2.细胞毒性脑水肿　见于各种原因引起的脑缺血缺氧(呼吸循环暂停及休克等),系细胞代谢障碍所引起。由于脑组织缺血缺氧,引起细胞膜的损害与细胞渗透调节的紊乱,从而引起细胞内水肿。细胞毒性脑水肿的特点为细胞内水肿,细胞内水分、Ca^{2+} 与 Na^+ 增多并肿胀,细胞间隙缩小,脑灰白质均受累。

3.间质性脑水肿　常见于非交通性脑积水,脑脊液通过受损的室管膜进入脑室周围的白质,特别是额叶的白质。间质性脑水肿的特点是脑脊液聚积在室管膜周围白质的细胞外水肿。

4.渗透压性脑水肿　见于急性水中毒、低渗性脱水、急性低钠血症、中枢神经系统感染并发的抗利尿激素异常分泌综合征等。由于血浆渗透压降低,水分大量内流形成细胞内水肿。

(四)颅内占位性病变

主要包括颅内肿瘤、血肿和脓肿,是颅内压增高的常见原因之一。颅内占位性病变引起颅内压增高的机制主要包括:①病变本身引起颅内容积增多;②继发性脑脊液循环障碍;③病变周围脑水肿。由于颅压调节的容积代偿功能,小的占位性病变一般不引起颅内压增高的临床症状;但由于颅内容积代偿是有限的,仅为整个颅内腔的 5%～10%,因此如占位性病变较大时则出现失代偿。占位性病变是否导致颅压高还与其病变生长速度及部位有关。增长速度越快则颅压增高越突出;中线附近的占位性病变由于容易引起脑脊液循环障碍,因此更易导致颅压高。

三、临床表现

除原发病的相应表现外,颅内压增高的主要表现有头痛、呕吐和视乳头水肿

(见于持续时间较长者),称为颅内高压三主征。

(一)头痛

是颅内压增高最常见的症状,可能是由于脑膜、神经或血管受牵拉所致,发生率大约为80%~90%。头痛程度差异较大,一般病初时较轻,以后逐渐加重,并呈持续性头痛。头痛的特点是持续性痛、阵发性加重,清晨时加重,用力、咳嗽、弯腰或低头活动时常使头痛加重。头痛部位多在额部、颞部、眼眶或枕部,与病变部位无关。头痛程度随颅内压的增高而加重。急性颅内压增高时头痛常很剧烈。

(二)呕吐

约2/3病例出现呕吐,常出现于头痛剧烈时,可伴有恶心。典型表现为喷射性呕吐,呕吐与进食关系不大而与头痛剧烈程度有关。第Ⅳ脑室和后颅凹的病变较易引起呕吐。儿童头痛常不显著,呕吐有时是唯一表现。

(三)视乳头水肿

是颅内压增高最重要的客观体征,发生率大约为60%~70%。表现为视神经乳头充血,边缘模糊不清,中央凹陷消失,视乳头隆起,静脉怒张。它出现的时间并不确定,颅内压增高的早期,一般不出现视乳头水肿;婴幼儿由于囟门未闭及颅缝分离,也常无视乳头水肿;急性颅内压增高视乳头水肿较少出现。在视乳头水肿的早期,虽有典型的眼底改变,但视力一般没有明显障碍。如颅内压增高持续存在或继续发展,视野检查可发现生理盲点扩大,中心视力暗点及阵发性黑蒙。病情再进一步发展,可发生继发性视神经萎缩,视乳头出现苍白,视力开始明显减退直至失明。

(四)其他表现

颅内压增高还可引起头昏、耳鸣、烦躁不安、嗜睡、复视、意识障碍、头皮静脉怒张、血压增高、脉搏徐缓以及一侧或双侧展神经的不全麻痹等。小儿慢性颅压增高常见头颅增大、颅缝增宽或分裂以及囟门饱满隆起,头颅叩诊时呈破壶音(Macewen征)等表现。颅内压增高严重时,可有生命体征的变化:血压升高、脉搏变慢和呼吸减慢,是颅内压增高的危险征兆,提示有发生脑疝之危险。

(五)脑疝

各种原因引起的颅内压增高,都可以导致脑组织由压力高的部位向压力低的部位移位,形成脑疝,颅内局灶占位性病变引起颅内压增高者更容易发生脑疝。最常见的脑疝有两类:①小脑幕切迹疝,幕上的脑组织(颞叶的海马及钩回)通过小脑幕切迹挤向幕下,又称海马钩回疝;②枕骨大孔疝,幕下的小脑扁桃体及延髓经枕骨大孔疝入椎管内,又称小脑扁桃体疝。脑疝不仅使疝入的脑组织受压,而且还会压迫邻近结构,使血液循环和脑脊液循环受阻,进一步加重颅内高压,最终危及生命。

1.小脑幕切迹疝　　主要表现包括:①颅内压增高症状:剧烈头痛,频繁呕吐,程度较脑疝前加重,常伴烦躁不安;②意识改变:可由嗜睡、昏睡到浅昏迷以至深昏迷;③瞳孔改变:系患侧动眼神经受到压迫牵拉所致,早期病侧瞳孔略缩小,光反应稍迟钝,随后逐渐散大,直接及间接光反应消失,晚期因中脑动眼神经核受压麻痹引起双侧瞳孔散大,光反应消失;④运动障碍:表现为对侧偏瘫。脑疝继续发展可引起四肢瘫痪,甚至出现去大脑强直;⑤生命体征改变:表现为血压、脉搏、呼吸及体温的改变。初期血压升高,严重时忽高忽低,脉搏减慢,呼吸不规则,有时面色潮红、大汗淋漓,有时转为苍白、汗闭,体温可高达41℃以上,也可出现体温不升,最后呼吸、循环衰竭死亡。

2.枕骨大孔疝　　常见于后颅凹病变,一般较小脑幕切迹疝更急、更快、预后更差。急性枕骨大孔疝主要特点为剧烈头痛,反复呕吐,突然昏迷,双瞳孔先变小后变大。很快出现呼吸障碍,呼吸慢、不规则或出现呼吸暂停,血压上升,脉搏变快,此时循环障碍不如呼吸障碍明显,呈现出呼吸障碍与循环障碍的分离现象,是急性枕骨大孔疝死亡前的特征性表现。慢性者除有头痛、呕吐和视乳头水肿外,尚有后枕部疼痛及反射性颈肌强直,后者是慢性枕骨大孔疝的重要特征之一。脑疝可因腰穿及放出脑脊液过快、过多而诱发及加重,应予注意。

四、诊断

颅内压增高根据进行性头痛、呕吐和视乳头水肿,一般可做出诊断。应注意早期颅内压增高和婴幼儿视乳头水肿不一定出现,儿童的头痛主诉有时不明显,呕吐可能是唯一的主诉,对小儿的反复头昏、呕吐及头围增大应考虑颅内高压的可能。如有视乳头水肿,则颅内压增高的诊断基本可以确定。由于病人的自觉症状常比视乳头水肿及头颅X线片中的改变出现要早,故对症状明显的病人不能单凭视乳头正常而排除颅内压增高的可能。根据病史和体征初步诊断后应选择性进行以下辅助检查,进一步明确颅内压增高的有无及程度,同时寻找引起颅内压增高的病因。

1.神经影像学检查　　头颅CT检查安全、方便、无创伤,可以了解有无颅内占位性病变或其他病变、中线是否移位以及脑室是否受压变形,有无脑实质饱满、脑沟消失、外侧裂变窄或消失等脑水肿征象。

头颅MRI能够更准确地检查出颅内病变,特别是对脑干和后颅凹的病变优于

CT,对脑梗死等急症可在病程早期发现异常。

2.头颅X线片 可提供参考信息。提示颅内压增高的特征包括颅缝裂开、脑回压迹加深以及蛛网膜颗粒压迹增大加深,蝶鞍扩大,鞍背及前后床突的吸收或破坏等。此外,颅骨的局部破坏或增生,钙化松果体的移位,病理钙斑等的存在可提示病变的大体性质及方位。

3.脑血管造影检查 主要用于明确有无脑血管病变。对高度怀疑脑血管畸形的患儿可选择该项检查。

4.腰椎穿刺 可直接测量颅内压明确诊断,同时可化验脑脊液,对病因诊断提供依据。脑脊液血性或变黄应考虑有颅内出血;脑脊液混浊或白细胞增多或病原学检查阳性提示有颅内炎症。腰椎穿刺需注意:①有诱发脑疝的危险,因此对颅内压客观体征已很明显的病人禁忌腰椎穿刺检查。临床怀疑颅压高,为了除外颅内感染等病因而确需腰穿检查时,应先脱水治疗,待颅压稳定后再行检查。②有椎管梗阻时经腰穿测压并不能准确代表颅内压。

五、治疗

(一)一般处理

(1)密切观察病人的意识、瞳孔、血压、呼吸、脉搏及体温的变化,掌握病情发展的动态,及时采取措施。病情稳定者要及时进行原因检查和治疗。

(2)吸氧有助于降低颅内压。

(3)保持体液、电解质和酸碱平衡液体入量限于 $1000ml/(m^2 \cdot d)$。含 1/3～1/5 张含钠液,记录尿量,入量应少于出量。

(4)保持呼吸道通畅对意识不清及咳痰困难者要做气管切开术,防止因呼吸不畅而使颅内压进一步增高。

(5)控制惊厥可给予地西泮(安定)每次 0.3～0.5mg/kg,静脉注射,半小时后可重复一次。对于反复发作或惊厥持续状态者,可酌情给予苯巴比妥钠或苯妥英钠静脉注射。

(二)降颅压治疗

1.内科治疗 常用药物如下。

(1)20％甘露醇:0.25～1.5g/kg,静脉推入,每 4～6 小时一次。5～30 分钟发挥作用,15～90 分钟达最大效力,作用持续 3～6 小时。

(2)甘油:常用 10％甘油盐水 0.25～1.0g/kg 静注,或 0.5～2.0g/kg 口服,每6～8 小时一次。15～30 分钟开始作用,静注后 30 分钟及口服后 60～80 分钟达最大作用。

（3）肾上腺皮质激素：常用地塞米松 0.2mg/kg 静注，每 6 小时一次。6～8 小时起作用，12～24 小时达高峰。

（4）戊巴比妥：通过降低脑代谢和脑血流使颅压降低。作用迅速，无反跳，不增加颅内出血的危险性。该药必须在密切监护下进行，以免因过深的昏迷产生各种并发症。起始量 3～5mg/kg 静注，30 分钟后每 1～3 小时追加静注 1～3mg/kg，直至脑电图显示电抑制。

（5）冬眠低温疗法：有利于降低脑代谢率减少脑组织的氧耗量，减缓脑水肿的发展，起到脑保护的作用。

（6）过度通气：通过面罩或气管插管给予机械通气，使 $PaCO_2$ 下降至 20～25mmHg（2.7～3.3kPa），可使脑血管收缩，脑血流减少而降低颅内压。

2.外科治疗　严重急性颅内压增高，可进行脑室内、蛛网膜下腔、硬膜下或硬膜外等多种形式穿刺减颅压，必要时置入导管，以便进行随时处理及监测。必要时进行颅骨开窗减压。对于慢性颅内高压，可根据情况采用脑脊液腹腔分流术治疗，有明显疗效，可降低严重视力损害等并发症发生率。

（三）病因治疗

如感染应给予抗生素，硬膜下或硬膜外积液应及时抽出，脑脓肿、肿瘤或其他占位病变的相应手术治疗等。

第十四章　脑脓肿

　　脑脓肿是中枢神经系统局灶性化脓感染相对常见的类型之一,特别是社会经济状况欠佳的人群,仍然是一个严重问题。脑脓肿在任何年龄均可发病,以青壮年最常见。脑脓肿中1/4发生于儿童,发病高峰为4～7岁。新生儿革兰阴性菌和B组溶血性链球菌脑膜炎伴发脑脓肿较多见,婴幼儿脑脓肿相对少见。在某些高危群体发病率明显增加,如先天性心脏病、免疫缺陷或邻近感染者。随着影像诊断技术的进步,临床对这类局灶感染的认识越来越深入。本病治疗虽很困难,但经过及时而恰当的治疗,仍可能获得较好的预后。而诊断或治疗不当会导致严重的不良后果,甚至死亡。

一、病因

　　大多数微生物(如细菌、真菌或寄生虫)均可引起中枢神经系统局灶性化脓性感染。引起脑脓肿的最常见的细菌是链球菌、葡萄球菌、肠道细菌和厌氧菌。多数脑脓肿为混合性感染。链球菌和革兰阴性细菌,例如枸橼酸杆菌、沙门菌、沙雷菌属、变形杆菌、肠菌属和脆弱类杆菌属等,是引起新生儿脑脓肿的常见细菌。新生儿B组溶血性链球菌和枸橼酸杆菌脑膜炎时伴发脑脓肿的可能性非常高,故对于治疗不顺利的病例一定要常规进行CT、MRI或B超检查,以除外脑脓肿。在慢性中耳炎或粒细胞缺乏症的患者,绿脓杆菌感染的发病率增加。

　　在先天性或获得性中性粒细胞缺陷、骨髓移植术后或HIV感染的患者,脑脓肿的发生率明显增加,大多数由真菌引起。常见的真菌是念珠菌和曲霉菌;隐球菌通常引起脑膜炎,但也可引起脑脓肿。芽生菌、组织脑浆菌和球孢子菌等也偶可引起脑脓肿。其他可引起脑脓肿的致病微生物包括溶组织阿米巴、棘阿米巴、血吸虫、并殖吸虫和弓形体。各种蠕虫蚴体,如粪性圆线虫、旋毛虫以及豚囊虫等也偶可移行至中枢神经系统引起脑脓肿。

　　不同部位和类型的脑脓肿病原体有所不同。额叶脑脓肿常见病原是微需氧葡萄球菌、厌氧菌和肠杆菌。头颅创伤引起的脑脓肿常见的病原是金黄色葡萄球菌和链球菌。中耳乳突炎并发的颞叶脑脓肿,以及隐源性脑内小脓肿(直径在1～

1.5cm以下,常见于顶叶),常见病原包括厌氧菌、需氧链球菌和肠杆菌。先天性青紫型心脏病、心内膜炎、化脓性血栓性静脉炎、败血症以及骨髓炎等血行播散引起的脑脓肿大多沿大脑中动脉分布,致病菌包括微需氧链球菌、厌氧菌及金黄色葡萄球菌等。

二、发病机制

脑脓肿的形成按其机制,可分为血行播散、邻近感染灶蔓延和隐源性感染几类。

1.血行播散　是儿童脑脓肿的常见原因。心、肺及皮肤等部位的感染灶均可通过血循环波及脑部。青紫型先天性心脏病常伴血液浓缩,易发生血栓或脓栓,是小儿血源性脑脓肿的最常见诱因,尤以法洛四联症引起的多见。感染性心内膜炎患儿也易于发生血源性脑脓肿。慢性化脓性肺部疾病,如肺脓肿、脓胸和支气管扩张症也是重要的诱因。菌血症的严重程度和持续时间是是否发生脑脓肿的重要因素。脑脓肿可作为外周化脓性感染(如骨髓炎、牙齿、皮肤及消化道等)引起的菌血症或败血症的转移灶出现。隐源性脑脓肿找不到原发感染灶,实际上也多属于血源性。

2.邻近组织感染灶的直接蔓延　邻近感染灶(常见如中耳、鼻窦、眼眶和头面皮肤)的蔓延是脑脓肿的第二个常见诱因。中耳、乳突炎和鼻窦感染是邻近蔓延的最常见感染部位,以耳源性脑脓肿尤为多见。大多数病例的邻近感染蔓延是通过早已存在的解剖通道蔓延,但也可通过血栓性静脉炎或骨髓炎扩散。细菌性脑膜炎患者在发生严重的组织损伤时也可能导致脑脓肿的形成。脑部手术或脑室内引流偶可并发脑脓肿。头颅穿通伤,因骨碎片或异物进入脑部可引起局部感染。

3.隐源性感染　实质上是血源性脑脓肿的隐匿型,原发感染灶不明显,机体抵抗力弱时,脑实质内隐伏的细菌逐渐发展为脑脓肿。

成人脑脓肿以邻近组织感染灶的直接蔓延为主,尤以耳源性最多见,约占2/3。继发于慢性化脓性中耳炎及乳突炎。脓肿多见于额叶前部或底部。血源性脑脓肿约占脑脓肿的1/4。多由于身体其他部位感染,细菌栓子经动脉血行播散到脑内而形成脑脓肿。脑脓肿多分布于大脑中动脉供应区、额叶或顶叶,有的为多发性小脓肿。外伤也是成人脑脓肿常见原因。多继发于开放性脑损伤。

脑脓肿的发生过程大致可分三期:①急性脑炎期:感染波及脑部引起局灶性化脓性脑炎,局部脑组织出现水肿、坏死或软化灶;②化脓期:炎性坏死和软化灶逐渐扩大、融合,形成较大的脓肿,脓腔外周形成不规则肉芽组织,伴大量中性粒细胞浸润,脓肿周围脑组织重度水肿;③包膜形成期:病变逐渐局限形成包膜,一般在病程1～2周即可初步形成,3～8周形成较完整。在婴幼儿由于对感染的局限能力差,脓肿常较大而缺乏完整的包膜。脑脓肿如破入脑室则形成化脓性脑室炎,引起病情突然恶化,高热、昏迷,甚至死亡。

三、临床表现

脑脓肿临床症状受许多因素影响。脓肿的部位不同可出现不同的症状和体征。通常额叶或顶叶脓肿可长时间无症状,只有在脓肿增大产生明显占位效应或波及关键脑功能区(如感觉及运动皮质)时才会出现症状和体征。致病菌的致病力和宿主机体的免疫状态也可影响脑脓肿临床表现的急缓和轻重。脑脓肿的临床表现主要包括感染中毒表现、颅内压增高症候和局灶体征。在急性脑炎期主要表现为感染中毒症状,常见高热、头痛、呕吐、烦躁、易激惹和惊厥发作。如并发脑膜炎则症状尤著,并有典型脑膜刺激征。化脓期和包膜形成期主要表现为颅内压增高症候或局灶体征,体温正常或有低热。常见剧烈或持续性头痛、喷射性呕吐、意识障碍、血压升高、心率增快、视乳头水肿、头围增大或前囟膨隆以及局灶性惊厥发作等。局灶体征与脓肿部位有密切关系。额叶脓肿常见情感异常、淡漠或性格改变、失语;额顶叶脓肿可有对侧偏瘫或感觉障碍,局灶性惊厥发作常见;小脑脓肿可见共济失调、眼球震颤、眩晕以及肌张力低下等。

脑内小脓肿,即直径在1～1.5cm以下的脑脓肿,常见于顶叶,临床表现大多轻微。多数病例以局灶性感觉或运动性癫痫发作起病,个别可有颅内压增高表现,局灶性体征少见。

四、辅助检查

1.常规检查　血常规检查对中枢神经系统局灶性化脓性感染的诊断通常无特殊意义。大约50%的脑脓肿患儿外周血白细胞轻度增多,伴发脑膜炎的患者白细胞明显增高($>20\times10^9$/L),可有核左移(杆状核超过7%)。C反应蛋白对于鉴别颅内化脓性疾病(如脑脓肿)和非感染性疾病(如肿瘤)有一定的价值。C反应蛋白升高较白细胞增多或血沉加快对颅内脓肿的提示更敏感,但无特异性。血培养阳性率较低(约10%),但如阳性则对诊断有特异性意义。

2.脑脊液检查　稳定期脑脓肿脑脊液多无明显异常,可有蛋白轻度升高,白细胞稍高或正常,糖轻度降低,压力多数升高。在病程早期,特别是并发脑膜炎症明显者,脑脊液可有显著异常。由于脑脓肿大多并发颅内压增高,腰椎穿刺引起的并发症明显增加;因此不应将腰椎穿刺列为脑脓肿的常规检查。如临床怀疑脑脓肿,应首先行神经影像学检查确诊。在除外颅内压增高之前,禁忌腰椎穿刺。脑脊液培养阳性率不高,在同时存在脑膜炎或脑脓肿破溃至蛛网膜下腔时培养的阳性率增高。

3.神经影像学检查　　CT 和 MRI 是诊断脑脓肿的首选检查。可使病变早期诊断,准确定位,并直接用于指导治疗。随着 CT 和 MRI 的应用,脑脓肿的死亡率下降了 90%。一般脑脓肿的典型 CT 表现是:①脓腔呈圆形或类圆形低密度区;②脓肿壁可呈等密度或稍高密度环状影,增强扫描呈环状强化,壁厚一般 5~6mm;③脓肿周围脑组织水肿,呈广泛低密度区,多表现为不规则指状或树叶状;④脓肿较大者见占位效应。脓肿直径一般为 2~5cm。值得注意的是尽管上述表现可高度怀疑脑脓肿,但其他病变(如肿瘤、肉芽肿,吸收中的血肿或梗死)也可有类似的 CT 表现。此外,CT 异常一般在出现临床症状后数天表现,病初 CT 正常并不能排除脑脓肿,对高度怀疑者应复查。

MRI 比 CT 更敏感,更特异,病变可更早被检出,有些 CT 检测不到的微小病灶 MRI 亦可清晰显示,并可准确地鉴别脑脊液和脓液,可协助判断脓肿破裂。因此 MRI 被认为是鉴别颅内化脓性感染的首选诊断性检查。此外,MRI 对随诊治疗效果也能提供帮助,获得脑脓肿治疗是否有效的 CT 信息需 1 年时间,而 MRI 的变化在 2 个月内即可确定。

五、诊断与鉴别诊断

如患儿有外周化脓性病灶,特别是中耳炎、乳突炎、皮肤感染或败血症,或有青紫型先天性心脏病或感染性心内膜炎,或有开放性颅脑损伤等病史,一旦出现中枢神经系统症候,即应考虑脑脓肿的可能性,及时进行 CT 或 MRI 检查可明确诊断。隐源性脑脓肿由于缺少上述外周感染史,临床诊断较为困难,确诊仍依赖神经影像学检查。

脑内小脓肿多表现为局灶性癫痫发作,因此对于原因不明的局灶性癫痫患儿,应常规进行增强 CT 扫描,有条件者行 MRI 检查,以排除脑内小脓肿的可能性。脑内小脓肿的诊断要点是:①隐匿起病,多无明确感染史;②无明显感染中毒症状;③以局灶性癫痫发作作为首发及主要症状,常无明显局灶体征;④脑脊液化验多属正常,或仅有压力或蛋白轻度升高;⑤CT 平扫脓腔显示不清,脓腔与周围脑水肿界限模糊,表现为2~5cm 大小的不规则低密度区,CT 值 5~27H。增强扫描后呈团块状强化,少数呈环状,强化影直径<1.5cm,多数居于低密度区周边;⑥多数位于幕

上近皮层区,以顶叶最为多见,大多为单发。

需要与脑脓肿鉴别的疾病很多,包括感染性和非感染性两类疾病。许多颅内感染性疾病的临床和实验室表现与脑脓肿相似,例如脑膜炎、脑炎(大多由病毒引起)、脑外脓肿、(如硬膜下或硬膜外脓肿)以及颅内静脉窦感染。颅骨骨髓炎的症状和体征也可与脑脓肿相似。结核性脑膜炎、结核瘤或结核性脓肿。中枢神经系统内多发性结核瘤可无症状,也可仅表现为局灶性癫痫发作,与脑内小脓肿相似。偶见结核瘤液化形成脓肿,此时很难与脑脓肿鉴别。单发或多发团块状病变的另一病因是脑囊虫病,酷似脑脓肿或小脓肿,应予鉴别。应与脑脓肿鉴别的非感染性疾病包括脑血管意外、静脉窦血栓以及中枢神经系统肿瘤等。

六、治疗

脑脓肿的治疗包括内科或外科疗法,确诊后应尽快决定治疗方案。多数病例需行内、外科联合的治疗方法。

1.内科治疗　单纯内科治疗的适应证包括:①病情稳定,无严重颅压增高的体征;②脓肿大小在 2～3cm 以内;③病程在 2 周以内,CT 或 MRI 检查提示脓肿包膜尚未形成;④多发性脓肿;⑤有手术禁忌证,如脓肿深在或位于危险区,或患儿身体状况不适合手术等。

内科治疗系指以抗生素应用为核心,包括对症治疗、支持治疗和病情监护等措施在内的综合性疗法。治疗原则与其他类型的中枢神经系统感染相同,以下重点介绍抗生素的应用。

治疗脑脓肿的抗生素选择主要依据可能的致病菌及其对所采用的抗生素是否敏感,以及抗生素在感染部位是否能达到有效浓度等因素。既往青霉素(或氨苄西林)加氯霉素或甲硝唑常用于治疗与青紫型先天性心脏病、中耳炎及鼻窦炎有关的脑脓肿。近年临床经验表明,头孢三嗪或头孢噻肟加甲硝唑可能是治疗与中耳炎、乳突炎、鼻窦炎或青紫型先天性心脏病有关的脑脓肿的最好的经验性联合用药。如果怀疑葡萄球菌(如头颅穿透伤、脑室腹膜分流术以及瓣膜修复术并发心内膜炎引起的脑脓肿),主张选用万古霉素加第三代头孢菌素(也可用甲硝唑)。对于证实有绿脓杆菌感染或有免疫功能缺陷的患者,建议使用头孢噻甲羧肟加万古霉素作为初始的经验治疗。如果原发病是脑膜炎,由于抗青霉素的肺炎球菌的增多,一般使用万古霉素加头孢三嗪治疗。在新生儿,由于肺炎球菌感染很少见,建议首选头孢三嗪加氨苄西林。

抗生素治疗的疗程个体差异很大。如为单发性脓肿,经外科完全切除或引流效果较好,大多数病例经 3～4 周治疗即可。如果临床和放射学检查示病情改善较慢,建议全身应用抗生素至少 4～6 周。

2.外科治疗 对不符合上述单纯内科治疗标准的患者应进行外科治疗以取得尽可能好的结果。外科治疗常用两种方法:脑立体定向穿刺抽脓或脓肿切除。在CT 引导下穿刺抽脓一般安全、准确、快速且有效,并发症和死亡率低。引流脓液病原学检查可快速明确致病菌并进行药敏试验,从而避免经验选用抗生素的潜在危险。缺点是某些病例需要反复吸脓,这样会造成更多的组织损伤和出血。手术切除脑脓肿的适应证如下:①真菌或蠕虫脓肿,病人对药物治疗无效;②后颅窝脓肿;③多腔性脓肿;④穿刺吸脓效果不佳。

虽然脑脓肿最经典的治疗是单纯的抗生素治疗或外科手术切除,但临床有很多选择,应根据脓肿的部位、大小、分期、囊壁厚度及全身情况等综合考虑,确定最适宜的治疗方案。在外科治疗方面,多数专家认为手术切除治疗较穿刺和引流术的平均死亡率和并发症(尤其是继发性癫痫)明显降低。对于一般状况良好,能安全地度过脑脓肿的脑炎期、化脓期和包膜形成早期者,主张行显微外科切除术,包括那些位于功能区和多发的脑脓肿患儿。综合评价,定位准确,选择适当的手术入路,精细操作,能安全、完全的切除病灶,达到治愈的目的。

七、预 后

由于早期诊断和治疗水平的提高,儿童脑脓肿的死亡率由既往的 30％下降至5％～15％。大约 2/3 的脑脓肿患者可完全恢复而不留后遗症,存活者中 10％～30％并发癫痫发作。其他神经后遗症包括偏瘫、脑神经麻痹(5％～10％)、脑积水、智力或行为异常等。

第十五章　颅内肿瘤

颅内肿瘤是神经外科中最常见的疾病之一,分原发和继发两大类。原发性颅内肿瘤可发生于脑组织、脑膜、颅神经、垂体、血管及残余胚胎组织等。继发性肿瘤指身体其他部位的恶性肿瘤转移或侵入颅内形成的转移瘤。

颅内肿瘤可发生于任何年龄。小儿以后颅窝及中线肿瘤较多见,主要为髓母细胞瘤、颅咽管瘤及室管膜瘤等。

小儿颅内肿瘤约占全部颅内肿瘤的15%～20%。同济医院自1955—1986年,共收治经病理证实的小儿颅内肿瘤520例,占同期神经外科全部颅内肿瘤的19%。按调查资料,脑肿瘤的发病率为32/10万。

一、颅内肿瘤的病因

目前认为,诱发颅内肿瘤发生的因素有遗传因素、物理因素、化学因素和致瘤病毒。

(一)遗传因素

在人类,只有少数几种神经系统肿瘤与遗传有关。神经纤维瘤病、血管网状细胞瘤和视网膜母细胞瘤等有明显家族发病倾向,这些肿瘤常在一个家族中的几代人出现。胚胎原始细胞在颅内残留和异位生长也是颅内肿瘤形成的一个重要原因,如颅咽管瘤、脊索瘤、皮样囊肿、表皮样囊肿及畸胎瘤。颅咽管瘤发生于颅内胚胎颅咽管残余的上皮组织,脊索瘤来自脊索组织残余,上皮样囊肿和皮样囊肿来自皮肤组织,而畸胎瘤则来自多种胚胎组织的残余。

(二)物理因素

目前已确定,电离辐射能增加肿瘤发病率。肿瘤的发生是人和动物接受射线作用后最严重的远期病理变化。颅内肿瘤手术后行放射治疗,若干年后可能在照射区发生纤维肉瘤和脑膜瘤。一项来自以色列的研究肯定了对于儿童头癣的放射治疗与日后发生的脑瘤之间的关系。至于外伤与颅内肿瘤发生的关系,目前尚难确定。有外伤后发生脑膜瘤的个别报告。

（三）化学因素

动物实验证实多环芳香烃类化合物和亚硝胺类化合物均可诱发中枢神经系统肿瘤。约有95％以上的化学致癌物进入体内必须经过代谢活化或生物转化才能起到致癌作用，不需经过代谢活化就能致癌的物质称为直接致癌物，数量较少。经过代谢活化后才能致癌的物质称为间接致癌物。大部分化学致癌物为间接致癌物。

（四）致瘤病毒

1976年Cuatico,Cho,Speigelman和Krumado等人从脑肿瘤中分离出完整的病毒和病毒颗粒，但无一例显示为脑瘤的病因。虽然在动物上已发现了许多DNA和RNA致癌病毒，但是目前为止，尚未发现一种能诱发人类脑瘤的病毒。动物致瘤病毒分二大类，即DNA病毒和RNA病毒，其中以RNA病毒-逆转录病毒尤为重要。

二、颅内肿瘤导致的脑损害

颅内肿瘤引起的颅脑组织的变化，其重要性并不亚于肿瘤本身。病儿往往死于早期，即发生的颅内压增高所致的脑损害。

（一）肿瘤周围脑组织的反应

肿瘤周围脑组织包括脑神经节细胞，各型神经胶质细胞、血管和组织间隙，其病理反应可因不同肿瘤而异。明显者很难与瘤细胞相区别。最常见的反应是星行细胞的反应性增生。可发生在星形细胞瘤、成胶质细胞瘤、少突胶质细胞瘤和室管膜瘤等胶质周围。但恶性程度非常高而富于浸润的肿瘤，如生长极快的成胶质细胞瘤和巨细胞成胶质细胞瘤，以及缓慢浸润生长的肿瘤，其周围的星形细胞反应都很轻微。星形细胞的增生特别易见于节细胞瘤中，不仅见于边缘，亦可见于其间质，以致此类许多肿瘤实质就是神经元和神经胶质细胞的复合体。

其次，常见的反应是小胶质细胞增生，尤其是在肿瘤坏死区的边缘，格子细胞和棒状细胞均可见到。前者的吞噬现象非常明显。各类型的血管反应是脑瘤引起的重要间质反应之一，常由此而引起血液循环方面的变化，从而与颅内压增高有很重要的联系。钙化灶常在许多不同类型的脑瘤中发生，但以少突胶质细胞瘤和颅咽管瘤较常见。钙化灶不仅在瘤内，在瘤外的脑实质和毛细血管壁上均可见到。其形状多不规则，但亦可为圆型，边界清楚的同心环形钙化小体。

小型的髓鞘脱失病灶或脑软化灶，可发生在肿瘤的周围或距离肿瘤较远的区域。

（二）脑肿胀和脑水肿

脑瘤引起的脑肿胀和脑水肿，主要与血液循环的局部障碍有关。肿瘤生长使局部血液循环旺盛，但又由于静脉受压导致淤血和缺氧，从而损害管壁，使其通透性增高。又加上肿瘤代谢产物的刺激和作用，最终形成程度不一的脑肿胀和脑水肿。

脑肿胀和脑水肿之间的区别主要在于肉眼所见：脑肿胀质较硬、切面干涩，血管断面易查见；脑水肿质较硬，切面湿润，明显者可有液体溢出，血管断面因管腔内血少而模糊不易查见。但不管脑肿胀还是脑水肿，晚期均可发生脑软化，质均可变软。局部脑沟变浅，脑回变宽，脑室变得狭小，是脑肿胀和脑水肿的共同表现。局限性脑肿胀由脑肿瘤引起，但也有相当恶性的脑肿瘤引起的弥漫性脑水肿。

（三）脑积水

脑积水是颅内肿瘤的一个重要并发症，常为产生颅内压增高的主要原因。肿瘤所引起的脑积水，除脉络丛乳头瘤有可能产生过多的脑脊液外，几乎常为阻塞性。从脉络丛到蛛网膜颗粒，任何部位的脑脊液通路受阻，均可发生阻塞性脑积水，使部分或全部脑室扩大。因阻塞部位不同，可有不同形式的表现，如侧脑室的室管膜瘤可使脑室的一角扩大；一侧大脑半球的胶质瘤，可因中线向对侧移位而压迫对侧室间孔，使对侧侧脑室扩大；大脑导水管的肿瘤，可引起三脑室以上的脑室系统扩大；第四脑室的肿瘤或蛛网膜下腔弥漫性播散的肿瘤，可引起整个脑室系统扩大。肿瘤性脑积水一般是进行性的。

（四）视乳头水肿

视乳头水肿是颅内压增高的重要体征之一。其发生机制一般认为是由于静脉淤血所致。正常颅内蛛网膜下腔与视神经鞘的蛛网膜下腔是相互连贯的。当颅内压增高时，颅内蛛网膜下腔的高压、自然波及视神经蛛网膜下腔，因此通过视神经蛛网膜下腔的中央静脉就会受到压迫，引起静脉回流受阻，视网膜静脉怒张淤血，液体渗出，产生视神经盘间质水肿。严重者静脉破裂，形成所谓火焰样出血，早期往往局限于视神经盘，此乃 Muller 纤维限制了水肿的扩散，晚期此纤维退行性变，水肿扩大，渗出的纤维蛋白和血红蛋白沉积，并进而发生机化，致使视神经萎缩，视神经盘扩大，边缘模糊，其周围视网膜出现瘢痕。

（五）脑出血

脑出血是颅内原发瘤和转移瘤的一种重要并发症，可引起颅内压增高，突然的大出血可以致死。许多脑肿瘤可引起颅内出血。原发性肿瘤中,除血管瘤和恶性胶质瘤外,部分良性肿瘤也可发生致命性大出血,如少突胶质细胞瘤、脉络丛乳头瘤、室管膜瘤、垂体脉瘤和脊索瘤等均有报告。脑肿瘤引起的脑出血,大致可分为直接和间接的两大类。

直接因素,乃肿瘤本身所引起的出血:①肿瘤血管的缺陷,有血管曲张、管壁变薄、血管瘤等,很容易发生血管破裂,以血管瘤和成胶质细胞瘤为代表。②肿瘤本质为多血管性,除血管瘤外尚有转移性肾癌和垂体腺瘤,后两者含有大量血窦。③血液本身的变化,如白血病。④随肿瘤增大,血液供应增加,新生动脉因不能抵抗血压的压力,而发生动脉瘤性扩张而破裂。⑤瘤细胞对血管壁的破坏,如转移瘤。⑥静脉被瘤细胞阻塞,为出血性硬脑膜瘤转移性癌病的出血机制。

间接因素指肿瘤本身间接引起出血,如幕上肿瘤所引起的颅内压增高,当超过毛细血管输注压时,则血液停滞、缺氧、血管内细胞受损、管壁破裂,发生血管周围灶性出血,被称为微循环出血。此型出血为代谢因素所致,临床上早期神经系统症状以意识丧失为主,为可逆性改变。当颅内压继续升高,则致脑干移位和扭曲,发生大片出血,被成为大循环出血。此型出血为机械性因素所致。临床表现由意识演变到深度昏迷,脑干循环和呼吸中枢功能衰竭,病变非可逆性,最后导致死亡。

(六)脑移位

脑移位是脑肿瘤导致颅内压增高的结果。临床上典型的脑移位(脑疝)常见有以下两种。

1.海马钩回疝　引起此型单侧疝的占位性病变,最常见于颞叶和颞顶区。它是脑侧向和下向移位的结果。靠近环池的颞叶海马回,尤其是钩回,由于其上方的压力,使它们通过小脑幕切迹向下疝出。如果是单侧,可将中脑推向对侧,被其相对的幕切迹缘压一深沟,被深为 Kernohan 切迹。疝出的脑组织可有出血、坏死、对侧中脑的压迹处及其临近脑组织发生淤血、出血、胶质增生、脱髓鞘和软化等改变。

2.小脑扁桃体疝　引起此型疝的肿瘤,多半位于幕上颅后窝,但亦可发生幕上占位性病变,尤其是额叶和靠近中线部位的肿瘤。大脑半球的肿瘤常首先引起扣带回和海马沟回疝,但当幕上的储备空隙全被占用时,则进一步引起从中脑四叠体扳到延髓尾的脑干长轴(矢状)移位。

其病变是双侧小脑扁桃体尖端被压向小脑延髓池,进而延髓一起压入枕骨大孔,扁桃体则被枕骨大孔硬骨缘压迫呈深沟,扁桃体尖端可有淤血甚至坏死。其临床表现引起突然呼吸停止而死亡,此乃由于延髓网状结构受压所致。

三、颅内肿瘤的临床表现

（一）一般症状与体征

颅内压增高症状约在 90％以上的颅内肿瘤病例中出现。症状的发展通常呈慢性、进行性加重过程，少数可有中间缓解期；当肿瘤囊性变和瘤内出血时可表现为急性颅内压增高，严重者或肿瘤晚期者常有脑疝形成。这常是导致病人死亡的直接原因。

1.肿瘤部位与颅内压增高的关系　中线式脑室系统肿瘤的颅内压增高症状出现较早，而且程度比较严重，尤其当肿瘤部位临近室间孔、导水管和正中孔等生理狭窄区时，颅内压增高症状出现更早。另外，上述部位的肿瘤还可能在脑室系统生理狭窄区造成活瓣性梗阻，从而引起阵发性急性颅内压增高，临床表现为发作性剧烈头痛或眩晕、喷射状呕吐，发作常与头位有关，因而有的病人被迫使头部维持一种不自然的姿势，即强迫头位。

2.肿瘤性质与颅内压增高的关系　脑实质的恶性肿瘤体积增长速度较快，周围脑组织水肿反应较严重，临床上常出现头痛、呕吐和精神萎靡等症状。眼底检查常有明显视乳头水肿，并伴有眼底出血。反之，脑外的良性肿瘤，如脑膜瘤，神经纤维瘤等，体积增长速度较慢，肿瘤周围脑水肿反应较轻，临床表现头痛，呕吐症状较轻，甚至缺如，眼底水肿可长期未被察觉，患儿常于视力已明显减退时才来就诊。婴幼儿时期颅缝尚未闭合，早期可以出现代偿性颅腔容积扩大，临床表现以脑积水为主。

（二）局部症状与体征

亦即神经系统定位症状，为肿瘤对周围脑组织造成压迫或破坏所致，临床表现主要决定于肿瘤生长的部位，因此可以根据患者特有的症状和体征作出肿瘤的定位诊断。值得注意的是，局部脑受压的临床表现，常常不是单一的症状和体征，这时必须尽量观察症状发展的顺序，特别注意首发症状和体征，以便能够更准确地作出定位诊断。

1.大脑半球肿瘤临床症状　大脑半球肿瘤临床症状常见的有以下几种：

（1）精神症状：主要是人格改变和记忆力减退，最常见于额叶肿瘤，尤其是当肿瘤向双侧额叶侵犯时，精神症状更为明显。此类病儿较多表现为反应迟钝，记忆力减退甚至丧失，严重时丧失自知力及判断力。亦可表现为脾气暴躁，易激动或欣快，很少出现幻觉和妄想。

(2)癫痫发作:包括全身性大发作和局限性发作,后者对脑肿瘤的诊断更有意义,癫痫发作以额叶肿瘤最为多见,颞叶次之,顶叶又次之,枕叶最少见。有的病例抽搐发作前可有感觉先兆,顶叶肿瘤癫痫发作前可有肢体麻木等异常感觉。

(3)锥体束损害症状:因肿瘤大小及对运动区损害程度的不同而异,表现为肿瘤对侧半身或单一肢体力弱或瘫痪。临床上最早发现一侧腹壁反射减弱或消失,继而该侧腱反射亢进,肌张力增加,病理征阳性。

(4)感觉障碍:顶叶肿瘤所致之痛、温觉障碍多不明显,即使发现也多在肢体的远端,且多数非常轻微,皮质感觉障碍。表现为肿瘤对侧肢体的位置觉、两点分辨觉、图形觉、实体觉的障碍。

(5)失语:分为运动性和感觉性失语两种基本类型,见于优势大脑半球肿瘤,通常右利者为左半球。优势半球额下回受侵犯时,患儿保留理解语言的能力,但丧失语言表达的能力,称作运动性失语;当优势半球颞上回后部受侵犯时,患儿虽然保留语言表达的能力,但不理解语言,既然对语言的内容都不能理解,也就无法与别人交谈,这种情况称作感觉性失语。

(6)视野改变:颞叶深部和枕叶肿瘤影响视野辐射神经纤维,可出现视野缺损,早期表现为同向性象限视野缺损,随着肿瘤体积的增大,视野缺损的范围也越来越大,直至最后形成同向偏盲。

2.蝶鞍区肿瘤临床症状　颅内压增高在蝶鞍区肿瘤相对少见,这是因为蝶鞍区肿瘤较早出现视力视野改变及内分泌功能紊乱。

(1)视觉障碍:肿瘤向鞍上发展压迫视交叉引起视力减退及视野缺损,常常是蝶鞍肿瘤患儿前来就诊的主要原因,眼底检查可发现原发性视神经萎缩。视力减退多数先由一眼开始,进行性加重,以后另一眼视力亦逐渐减退,两眼视力可以有较大的差异,最后可导致两眼相继失明。视野缺损的典型表现为双颞侧偏盲,但在早期两侧视野可不对称,或因肿瘤对视交叉压迫的部位变异而出现一些不典型的视野改变,如肿瘤向前发展压迫一侧视神经时,可出现一眼失明,另一眼颞侧偏盲或正常;肿瘤向后发展压迫视束时,则表现为同向偏盲。

(2)内分泌紊乱:主要表现为垂体-丘脑下部功能损害症状,则较成人明显,如生长发育迟缓、肥胖或消瘦、多饮多尿及体温失调等。

3.松果体区肿瘤临床症状　与蝶鞍区肿瘤相反,多数以颅内压增高为主要临床症状,这是由于肿瘤位于中脑导水管开口附近,早期即可引起脑脊液循环梗阻,故颅内压增高常为首发症状,甚至是唯一的临床症状和体征。松果体肿瘤的局部症状系肿瘤向周围扩张压迫四叠体、小脑、中脑结构以及下丘脑所引起的功能障碍。

(1)四叠体受压迫症状:集中表现在两个方面:①上视障碍;②瞳孔对光反应和调节反应障碍。前者发生率约为 62.2%,其中 26.1%(总数的 16.4%)合并下视障碍,但很少有双眼侧视障碍者。后者表现为瞳孔对光反应迟钝或消失,调节反应障碍及阿罗氏瞳孔,发生率为 40.3%。Rand 等报告 32 例松果体瘤,其中瞳孔散大占28%,对光反应障碍占 63%,调节反应障碍占 44%。Poppen 报告瞳孔对光反应迟钝和消失仅占 22.2%。此外,还可能出现滑车神经不全麻痹、眼睑下垂等。肿瘤压迫四叠体下丘和内侧膝状体可以发生耳聋、耳鸣。

(2)小脑体征:内肿瘤压迫小脑上蚓部或通过中脑的皮质桥脑束受压所致。临床表现为持物不稳、步态蹒跚的水平眼球震颤,前二者发生率为 46.2%,后者约为25.3%。

(3)中脑结构受压表现:肿瘤累及脑干基底部皮质脊髓束时可以出现肢体不全麻痹,两侧锥体束征,中脑网状结构受侵犯时还能影响到病人的意识状态。

(4)下丘脑损害表现:如尿崩症(10.4%～15.5%)、嗜睡(11.9%～17.9%)、肥胖(14.7%～11.1%)、全身发育停顿(2.2%)等,性早熟仅见于男性约占 5.9%。

4.颅后窝肿瘤的临床症状　颅后窝肿瘤的局部症状可分为小脑半球、小脑蚓部、脑干和小脑桥角等 4 组。

(1)小脑半球症状:主要表现为患侧肢体共济失调,如指鼻试验和跟膝胫试验做不准,轮替试验幅度增大,缓慢、笨拙,步行时手足运动不协调,常向患侧倾倒等。此外还可出现患侧肌张力减退或无张力、患侧腱反射迟钝或出现钟摆样的膝反射。小脑性眼球震颤多以水平性震颤为主,有时也可出现垂直或旋转性眼震。

(2)小脑蚓部症状:主要表现为躯干性和下肢远端的共济失调,行走时两足分离过远,步态蹒跚或左右摇晃如醉汉,Romberg 氏征多为阳性。

(3)脑干症状:特征的临床表现为出现交叉性麻痹,即病变节段同侧的核及核下性颅神经损害及节段下对侧的锥体束征。颅神经症状因病变节段水平和范围不同而异。如中脑病变多表现为病变侧动眼神经麻痹,桥脑病变可表现为病变侧眼球外展及面肌麻痹、同侧面部感觉障碍以及听觉障碍,延髓病变可出现病变侧舌肌麻痹,咽喉麻痹,舌后 1/3 味觉消失等。

(4)小脑桥脑角症状:为病变同侧中后组颅神经症状及小脑症状。前者常见为耳鸣、听力下降、眩晕、颜面麻木、面肌抽搐、面肌麻痹以及声音嘶哑、食水呛咳等;

后者表现为病变同侧共济失调以及水平性震颤。

四、颅后窝肿瘤

小儿颅内肿瘤的 2/3～3/4 为颅后窝肿瘤。根据发生部位、病理性质和症状表现,大致可分为以下几种。

(一)小脑中线部位肿瘤

包括小脑蚓部及第四脑室肿瘤。小脑蚓部肿瘤以髓母细胞瘤为代表,如发于5～10 岁男孩。肿瘤为实质性,灰红色、质软,含血管不多,浸润性生长,边界不清,恶性度很高,常向第四脑室方向扩展,堵塞第四脑室,进而侵犯脑干。肿瘤可沿脑脊液流向播散至脊髓或小脑幕上蛛网膜下腔。蚓部肿瘤的主要症状为躯干平衡障碍和下肢肌张力减退。最初步态不稳,继则不能站立、行走,乃至不能起坐、站立时向后倾倒等。

发生于第四脑室的肿瘤以室管膜瘤为代表。源自脑室壁室管膜细胞,肿瘤表面光滑,有的呈分叶和结节状,灰红色,质软而脆,含血管不多,极少有囊性变。常与第四脑室底部紧密粘连。肿瘤恶性程度不高,除使第四脑室堵塞,压迫蚓部,脑干和小脑半球外,常向邻近小脑延髓池或通过枕骨大孔向锥管上端等处空隙延伸并嵌塞其中。脉络丛乳头状瘤、脑膜瘤等也可发生于第四脑室内,但罕见。体积小的肿瘤局限于脑室内,仅引起阻塞性脑积水的征象。体积大者则引起其他脑部受累症状。

(二)小脑半球肿瘤

以星形细胞瘤为代表,多为囊性,在囊壁上可见瘤结,表面多为灰白色,分界较清楚。但也有实质性者,呈浸润性生长,与四周无明显分界。血管网织细胞瘤也可见于小脑中线部,肉眼所见与星形细胞瘤几乎一样,仅于小脑表面有的有畸形血管伸向肿瘤。小脑半球肿瘤常引起病侧肢体共济失调,肌张力减低、腱反射减弱或消失、步态不稳偏向病侧、站立时倒向病侧并有眼球震颤等症状。

(三)脑干肿瘤

肿瘤多发生于桥脑,较少见于中脑和延髓。主要为胶质细胞瘤,且多为纤维型星形细胞瘤,少数为极形成胶质细胞瘤,其余类型罕见。症状随肿瘤部位不同,多数早期即出现相应部位颅神经症状。累及锥体束时出现交叉性瘫痪,部分同时出现感觉障碍及小脑症状。晚期症状多呈双侧性,对称或不对称性。

除上述者外,尚须指出:①绝大多数的幕上肿瘤亦可发生于颅后窝。②小儿颅后窝肿瘤好发于中线部位、且以恶性度高者最多见，越远离中线，性质越良性。发生于脑干者几乎全部为胶质细胞瘤。③小儿颅后窝肿瘤以头痛、呕吐、视觉障碍为主征，常较成人明显。颅内高压征象亦以中线部位肿瘤出现最早，此乃脑脊液循环通路首先被阻碍之故。年龄越小，越容易因颅内压增高使头颅扩大。脑干肿瘤和小脑桥脑角肿瘤常到晚期才出现颅内高压征象，且大多不会引起头颅扩大。④颅后窝肿瘤，特别是中线部位肿瘤，几乎毫无例外地引起小脑扁桃体疝。肿瘤可扩展到枕骨大孔以下，压迫延髓及颈髓上端及其脊神经根。因此更易损害延髓，成为致死的主要原因。脊神经根受压引起颈项强直，强迫头位或卧位等症状。

小儿颅后窝肿瘤几乎均于出现颅内高压征象后才引起注意，小儿出现头痛和呕吐，不能找出适当原因时，应提高警惕，应检查眼底和神经系统。根据上述各部肿瘤的特有症状，有些可以诊断。但多数病例仅有颅内高压征象，诊断不够明确，需借助某种脑系辅助检查，以明确诊断并利于选择手术方法。

手术需施行枕下开颅术。手术要点是：①在不损伤脑干、颅神经及重要血管的前提下，尽力争取全部切除肿瘤。切忌剥离与脑干紧密粘连的肿瘤组织，也不允许用手指挖取肿瘤。②囊性肿瘤应于穿刺排液后切除。勿将囊壁上瘤结或多发血管网织细胞瘤遗漏。③肿瘤不能全部切除或不能沟通脑脊液循环通路者，须考虑侧脑室-小脑延髓池分流术或其他脑脊液分流术。④除能全部切除良性肿瘤外，术毕通常不缝合硬脑膜。

术后应留置脑室引流数日，对未能满意切除的肿瘤，应视病理性质辅以放射治疗（对髓母细胞瘤最敏感）及化疗。

五、大脑半球肿瘤

除先天性血管畸形和动脉瘤外，大脑半球肿瘤占全部小儿颅内肿瘤的25%～30%，其中各种类型的胶质细胞瘤约占85%，星形细胞瘤、多行性胶质母细胞瘤和室管膜瘤又占胶质细胞瘤的1/2以上；其余15%则为脑膜瘤、血管网织细胞瘤、纤维瘤、上皮样囊肿、皮样囊肿、畸胎瘤、脂肪瘤和神经纤维瘤等。

（一）临床表现

年龄较大的小儿，肿瘤所致的局部症状与成人无异，较易诊断。患儿年龄过小，不能正确叙述病史或主诉症状；对视力、视野、皮质性感觉障碍、失用症、失读症、体象识别障碍等需要准确配合的检查，不能合作；或因惯用右手或左手，尚未达到固定的阶段等原因，诊断常颇困难。因此，如患儿出现走路不稳、肢体活动不灵，不如以往活泼、易倦、思睡、学习成绩无故落后、性情失常、反复呕吐、视力下降、头痛、癫痫、头颅异常增大等情况,即应多加警惕。

(二)诊断

由于患儿可通过颅缝移开缓冲颅内高压,且脑组织代偿能力较大,当肿瘤颇为巨大,甚至已侵犯整个大脑半球时,患儿可不发生头痛、呕吐等颅内压增高症状,神经系统检查也无相应体征,有的甚至缺乏任何体征。因此,对可疑病例,均应根据需要行颅骨摄片、头颅超声波、脑电图、脑放射性核素扫描、电子计算机体层摄影、脑室造影或脑血管造影等检查,以确定有无肿瘤存在,并为手术治疗提供定位和(或)定性诊断。

(三)治疗

手术治疗应注意:①胶质细胞瘤切除前应先作快速切片或涂片检查,以便根据病理性质或肿瘤的恶性程度,决定施行根治切除术抑某种减压术。②切除肿瘤前应设法降低颅内压,切忌一开始即将硬脑膜广泛切开,因肿瘤骤然向外移动和颅内压下降,可使本来相对稳定的颅内各部分间的相互关系于瞬间发生紊乱,使血循环和脑调节功能发生障碍,导致呼吸和循环衰竭;同时肿瘤向外脱出时可能撕破脑皮质。囊性肿瘤应先穿刺放液。实质性肿瘤应先于一较小的硬脑膜切口下,切除部分允许切除的脑组织或肿瘤组织,使颅内压渐次下降,随后才扩大硬脑膜切口,继续完成肿瘤切除。③如病理切片证实肿瘤恶性度很高或根本不能全部切除者,则部分切除以达到减压目的;反之,则应于不损害重要中枢的前提下,尽量广泛或彻底切除肿瘤。婴幼儿或10岁以内小儿具有很强的代偿力,常于优势半球广泛或彻底切除肿瘤后,也不显示神经缺失症状,或纵有明显症状以后又很快恢复。除胶质细胞瘤外,其余肿瘤可按颅内肿瘤手术一般原则处理。放射或化学药物的等辅助治疗,当视肿瘤病理性质而定。

六、颅咽管瘤

颅咽管瘤起源于胚胎期颅咽管的残存上皮细胞,是颅内最常见的先天性肿瘤,大多发生于鞍区。仅少数见于其他部位。由于颅咽管上皮可向各方向发展,故肿瘤位置各异。

瘤体小者多为实质性。大者多为囊性,单房或多房,囊内含有黄色透明或其他颜色的黏稠液体,并有大量胆固醇结晶和蛋白质。巨大的囊性肿瘤内常含有不等量的实质性瘤组织,肿瘤包膜光滑,厚薄不一。厚者呈灰白色或淡红色,薄者则随囊液颜色而异。包膜和实质性肿瘤组织中常有钙化。肿瘤属良性时,血管不多,呈扩张性生长,常于周围结构粘连。小儿颅咽管瘤的组织结构多为乳头型。

颅咽管瘤位居小儿鞍区肿瘤的首位(约占 54%)。好发年龄为 7～13 岁,极少数曾见于新生儿。男性发病率较女性稍高。

颅咽管瘤的症状与肿瘤体积大小及对周围结构的关系密切。一般概括为:①垂体和丘脑下部损害症状:表现为发育缓慢或停滞、身材矮小、软弱无力、易倦、呆板、嗜睡、肥胖或消瘦等;青春期生殖器官和第二性征不发育,成为肥胖性生殖无能综合征;丘脑下部垂体束严重受损时则出现尿崩症。②颅神经损害症状:视神经或视交叉受压,视力减退和视野缺损。视神经直接受压可引起视神经原发性萎缩,但继发性视神经萎缩在颅咽管瘤病例中更为常见,此乃颅内压增高的最终表现之一,而非视神经直接受压所致。少数病例出现其他颅神经麻痹,较常见的为眼球运动神经麻痹。③颅内高压症状:肿瘤压迫室间孔所致的脑内积水和肿瘤在颅内的占位作用,是引起颅内压增高的主要原因,有颅内压增高的症状及体征,症状发展缓慢,易被忽视,又因小儿缺乏正确主诉,故不少病例到颅内压严重增高时始被发现。当肿瘤增大到损害周围脑部(如颞叶、额叶等),则可产生与之相应的局部神经症状。

约有 70% 的病例,颅骨 X 线片见鞍区有斑点状或弧形钙化影。断层摄片检查时,这种钙化的显示率高达 90% 以上。因此,根据临床症状、鞍区钙化影、颅内高压所致颅骨和蝶鞍改变,一般易于确诊。但于治疗前尚需进行电子计算机 X 线体层摄影和内分泌学检查。

颅咽管瘤治疗以手术为主,按病情许可和技术可能,施行肿瘤全部切除术、部分切除术或囊液引流术;完全不适于切除时,可施行脑脊液分流术亦可采用放射治疗(肿瘤内或体外放射)或与手术治疗联合应用。此外,尚需补充缺少的垂体激素。

除肿瘤可全部切除和放射治疗疗效良好者外,绝大多数肿瘤仍将继续长大。因此,颅咽管瘤的病理性质虽为良性,但治疗效果尚不理想。

七、脉络丛肿瘤

发源于脉络丛的肿瘤主要有下列 3 种。

(一)脉络丛乳头状瘤

可发生于任何年龄,3/4 见于 10 岁以前,尤多见于 2 岁以内,少数见于新生儿,男性发病率稍高。肿瘤好发于侧脑室内脉络丛球部,即侧脑室三角部,其次为第四脑室及小脑桥脑角,再次为第三脑室,其他部位少见。肿瘤外观酷似菜花,呈紫红或灰紫色,质地软而脆、容易出血,间有钙化。出现于脑室内者与脉络丛相连,并常与脑室壁粘连。肿瘤引起的症状随所在部位而异。发生于脑室系统内者,可因分泌大量脑脊液而引起交通性脑积水,但当脑室系统被堵塞时,则形成阻塞性脑积水。通常不引起严重局部症状。位于侧脑室或第三脑室者,可因内囊受压出现偏瘫、偏侧感觉障碍和同向偏盲。位于第四脑室及小脑桥脑角者则引起该部位其他肿瘤相似的症状。通过脑室造影,可作出定位诊断,间或尚能对侧脑室内肿瘤定性。

脑血管造影时或可见侧脑室内肿瘤的供应动脉,脉络前动脉增粗,并有肿瘤血管分布。

因肿瘤性质为良性,全部切除后预后甚佳。切除脑室内肿瘤,术中不可使肿瘤碎块遗漏于脑室内,止血必须妥善,术毕用 Ringer 液充盈扩大的脑室。以防脑室塌陷及继发颅内出血。术后需反复进行腰椎穿刺,放出含血的脑脊液。位于其他部位的脉络丛肿瘤则按各相应部位肿瘤原则切除。

(二)脉络丛乳头状腺癌

较良性乳头状瘤少见,为原发性腺癌抑由脉络丛乳头状瘤恶变而成,目前尚无定论。该肿瘤肉眼所见与乳头状瘤完全相同,但组织学检查呈恶性表现,血管特别丰富,可自发出血或坏死。肿瘤可沿脑脊液通路播散到脊髓或颅内其他部位,少数可转移到颅外,不少于局部呈浸润性生长,常引起较多、较重的神经缺失症状,手术难以彻底切除,预后不良,术后可辅助行放射治疗。

(三)脉络丛脑膜瘤

亦可发源于脉络丛或脉络组织。肿瘤位于侧脑室或第三脑室内,引起相应的局部症状和颅内高压征象。侧脑室内脉络丛脑膜瘤手术切除后预后较佳。

八、颅内脑膜瘤

颅内脑膜瘤起源于蛛网膜内皮细胞,可发生于颅内任何部位,多发于蛛网膜颗粒密集处。少数为多发性,或与其他颅内肿瘤伴发,或为出现于眼眶、额窦、眉间、颅骨表面等处的异位性脑膜瘤。

脑膜瘤有很多类型。绝大多数为具有包膜的良性肿瘤。于增大过程中虽可累及脑膜、血管(静脉窦等)、颅骨、颅骨骨膜、肌肉或头皮,但对脑组织仅起推挤或压迫作用,故完全切除后不致复发。少数脑膜瘤可转变成恶性,且于恶性变后仍具有完整的包膜。因此不能单凭此点来判定脑膜瘤的性质。另有少数开始生长时已成恶性，并具有肉瘤特征，称原发性膜膜肉瘤。恶性脑膜瘤和脑膜肉瘤不仅浸润脑组织，少数可向颅外远处转移。

　　脑膜瘤约占全部小儿颅内肿瘤的 5%，小儿侧脑室内脑膜瘤、多发性脑膜瘤、与神经纤维瘤病伴发的脑膜瘤、恶性脑膜瘤和脑膜肉瘤均较成人多见。由于小儿对颅内占位病变的代偿能力较大，临床症状进展缓慢，确诊时肿瘤体积常已大到令人惊异。与成人相比，小儿患者较少有肿瘤的局部症状，多数病例是由于出现严重颅内高压征象或于寻找癫痫病因同时被偶然发现。

　　小儿脑膜瘤的颅骨 X 线平片甚少有肿瘤引起的局部骨质改变，而颅内高压所致的颅骨改变却较明显。仅极少数可见肿瘤钙化影。通过脑系统特殊检查，一般易于确诊。

　　脑膜瘤需手术切除。按部位不同采取相应的切除方法。应于不损伤重要血管（如上矢状窦、颈内动脉及其主要分支等）、皮质中枢及脑干的前提下，全部切除肿瘤和被肿瘤侵犯的硬脑膜和颅骨。由于小儿恶性脑膜瘤的比率较高，除侧脑室内者外，预后不及成人。恶性脑膜瘤术后可辅行放射治疗。

九、第三脑室后部肿瘤

　　第三脑室后部肿瘤又称松果体区肿瘤。发生率仅占颅内肿瘤的 1%～2%，包括松果体细胞瘤、松果体母细胞瘤、松果体囊肿、各种类型的胶质细胞瘤、脑膜瘤、血管网织细胞瘤、畸胎瘤、上皮样囊肿、皮样囊肿等性质和起源互不相同的肿瘤。

　　起源于松果体本身的肿瘤，目前尚无一致的分类和命名。文献中有种子细胞瘤、双细胞型种子细胞瘤、生殖细胞瘤、精原细胞瘤、非典型畸脑瘤、松果体母细胞瘤等，其组织结构可能各不相同。但均为恶性度很高的肿瘤，不能完全切除。肿瘤常随脑脊液播散到各处，少数可转移到身体他处。

　　起源于松果体的各种先天性肿瘤均多见于 10～20 岁的男性。肿瘤位于胼胝体压部之下与四叠体之上，肿瘤的前上方为第三脑室后部，后下方为小脑幕并与小脑中央叶相邻，同时尚累及大脑深部静脉系统向外引流的汇集处。因此，常于早期即因中脑导水管阻塞引起阻塞性脑积水现象。肿瘤压迫四叠体上丘和动眼及滑车神经核区，出现瞳孔对光和调节反应障碍，双眼不能向上或（和）向下运动。上视麻痹者称 Parinaucl 综合征，约见于 70% 的病例中，对定位诊断有重要意义。当下丘及斜方体受压时可出现听力减退。巨大或具有浸润能力的肿瘤，尚可引起各有关部位的症状。有 10%～20% 的松果体肿瘤男性病儿出现性早熟，称早熟性生殖器官巨大综合征。其成因可能与松果体内分泌作用失常，或与肿瘤直接或间接累及丘脑下部灰质结节有关。

根据症状、颅骨 X 线平片、头颅 CT 所见松果体钙化斑扩大及移位，脑室造影所见第三脑室后部的缺损影，一般可作出定位诊断。

此区脑肿瘤直接手术的死亡率极高，不少放射治疗颇敏感。目前有两种治疗意见：①首先施行脑脊液分流术以解除颅内高压，术后进行放射治疗。如症状仍不能缓解，考虑切除肿瘤。②首先进行肿瘤组织活检，如证实肿瘤为恶性，与施行脑脊液分流术后作放射性治疗；良性肿瘤则直接切除。

十、椎管内肿瘤

椎管内肿瘤又称脊髓肿瘤，包括起源于脊髓、脊膜、脊神经根和椎管壁的肿瘤，由颅内或身体其他部位转移入椎管的肿瘤以及由周围直接侵入椎管的肿瘤。血管畸形、硬脊膜外囊肿，炎性肉芽肿等虽非肿瘤，也可发生于此部位。

根据肿瘤于椎管横断面所占的位置，可分为髓内肿瘤、髓外硬脊膜内肿瘤和硬脊膜外肿瘤；根据肿瘤发生于脊髓的不同平面，又可分为颈段肿瘤、胸段肿瘤等。并可结合纵横两方的部位命名，如颈段髓外硬脊膜内肿瘤等。

颅内的各种肿瘤，大部分也可发生于椎管内，但发生率迥然不同。如成人神经纤维瘤为椎管内最常见的肿瘤，约占 70%，而颅内占 8% 左右；胶质细胞瘤于颅内占 50% 左右，而椎管内则占 10%。椎管内肿瘤中，髓内者主要为胶质细胞瘤；髓外硬脊膜内者主要为神经纤维瘤和脊膜瘤；硬脊膜外肿瘤的类别则较多，如脊膜瘤、神经纤维瘤、纤维瘤、骨瘤、软骨瘤、肉瘤、神经母细胞瘤、转移瘤等，其中以转移瘤和其他恶性肿瘤较多见。小儿椎管内肿瘤的特点为：①总发生率远较成人低。②先天性肿瘤（畸胎瘤、皮样囊肿、上皮样囊肿等）和恶性肿瘤（神经母细胞瘤、网状细胞肉瘤、淋巴肉瘤等）较多见，成人最多见的神经纤维瘤较少发生于小儿。

以髓外硬脊膜内的神经纤维瘤为例，可看出病程发展多具有以下的规律性：①刺激期：体积尚小的肿瘤刺激脊神经根，主要引起受累神经根的感觉或运动障碍。感觉障碍多表现为各式各样的根痛，少数为感觉异常。因涉及范围很小，通常不易察觉根式运动障碍。如脊神经感觉根因肿瘤长大而被破坏，受累范围感觉即消失。腹侧的肿瘤多引起运动障碍。②脊髓部分受压期：受压平面以下的肢体感觉和运动障碍。涉及的范围、程度和症状出现的时序和肿瘤与脊髓内部结构，神经束排列、走向等密切相关。③脊髓功能横断期：由于肿瘤增大，脊髓受压更重，受压部位以下引起脊髓横断似的功能障碍，表现为四肢瘫痪，截瘫或马尾损害等症象，由于每例病理性质、平面高低、病变与脊髓间的关系等因素不同，不仅髓内肿瘤与硬脊膜外肿瘤之间，且与髓外硬脊膜内肿瘤之间的病程经过和症状也常有不同。

多数椎管内肿瘤通过询问病史、神经系统检查或髓管内造影检查可确诊，但于不能正确陈诉病史或对检查不合作的小儿则诊断有困难。因此如遇小儿发生原因不明的肢体疼痛、持物或行走异常、膀胱或直肠功能障碍或肢体瘫痪等症状，即应进行神经系统检查。再按情况进行脊柱 X 线摄片，Queckenstedt 试验及脑脊液化验。并选用脊髓腔造影检查，以确定肿瘤的位置，或与其他疾病作鉴别。

除转移瘤外，椎管内肿瘤均应手术治疗。绝大多数良性肿瘤可完全切除。如诊断及时，于神经组织尚未受严重损害前手术，一般预后甚佳。不能全部切除的恶性肿瘤及不宜手术的转移瘤，可进行放射治疗或化学治疗。

十一、小儿颅内肿瘤的治疗

（一）小儿颅内肿瘤的治疗原则

儿童脑瘤治疗原则上与成人基本相同，但因小儿脑瘤有其自身的及机体生理上的特点。因此，治疗上也有其特性。脑瘤手术必须达到尽可能将肿瘤全切除，以达到缓解颅压或解除脑脊液循环梗阻的目的，或解除肿瘤对主要功能结构的压迫以便改善临床症状，通过手术以明确肿瘤病理类型，为放射性治疗及化疗提供条件和赢得时间，经过综合治疗达到延长生存期的目的。现就儿童发病率最高的后颅窝以及第三脑室肿瘤的手术特点作一介绍。

1.后颅窝肿瘤的手术原则 除桥小脑角肿瘤外，基本上都采用侧卧位后正中开颅，此部位肿瘤都有严重的梗阻性脑积水，故在麻醉后均行额角穿刺（囊性肿瘤例外），保留穿刺针，在切开硬脑膜前开始放液，此优点是在颅压不高的情况下切除肿瘤时，对脑组织牵拉轻，出血少，暴露清晰，一旦梗阻打通，看到导水管下口，需立即将穿刺针拔除，可减少颅内积气。后颅窝开颅时枕骨大孔必须咬开，但环椎后弓的切除与否视 CT 或 MRI 片上肿瘤下极的位置而定，当肿瘤突入枕骨大孔以下特别是达到颈以下时，必须切除环椎后弓以暴露肿瘤，否则，可不必切除。后颅窝中线肿瘤其供血多来自小脑下动脉分支，因此，在分离时先处理下极，肿瘤尽可能完整或大块切除以减少肿瘤碎屑脱落至蛛网膜下腔造成肿瘤种植和转移。切除肿瘤时解剖关系要清楚，严禁损伤脑干。

2.第三脑室内肿瘤手术原则　现在较多采用头皮小切口开颅,于冠状缝前1～1.5cm处行长约10cm的弧形切口,经额中回皮质造瘘行三室肿瘤切除,其优点为术野小,创伤小,出血少,手术时间缩短,可不输血,节省血源,术后头皮很少积液,眼睑不肿胀。此部位肿瘤切除时必须看到导水管上口,同时,行透明隔穿通术以解除脑脊液循环梗阻,术中要避免损伤丘脑下部,脑室内手术原则上不用明胶海绵止血,以免术后发热或海绵脱落梗阻脑脊液循环通道。侧脑室体前部及视丘前部肿瘤仍可应用此入路。

(二)抗肿瘤的药物治疗

1.肿瘤细胞周期　从一次细胞分裂结束算起,到下一次细胞分裂完成为止,称为细胞周期。周期分为两个阶段,M期(有丝分裂期)和 G_1,S,G_2 期(间期)。每一参与增殖分裂的细胞必须按顺序经过下列四个阶段的生化过程:

(1)G_1 期(DNA 合成前期):①产生诱导 DNA 合成的物质;②形成 DNA 膜板;③形成各种碱基核苷酸;④形成 DNA 聚合酶;⑤合成蛋白质和 RNA。

(2)S 期(DNA 合成后期)。

(3)G_2 期(DNA 合成后期)。

(4)M 期(有丝分裂期)。

2.脑肿瘤细胞动力学分析　脑肿瘤细胞分裂完成之后,以部分进入 G_1 期,继续进行增殖周期,称为增殖细胞群。而另一部分进行暂不增殖状态,但保留增残分裂能力,需要时再进入增值周期,称为非增殖细胞群。非增殖细胞也称 G_0 期细胞。肿瘤增殖细胞数与整个肿瘤细胞数之比称为肿瘤生长系数(GF),生长系数大则肿瘤生长迅速,恶性度也高。

3.肿瘤细胞的增殖分析　脑肿瘤的直径在 CT 片上为 2.72cm,细胞数可达 10^{10} 即 10 克时就可出现临床症状,如直径达 5.85cm,细胞数可达 10^{11},即 100 克时,就可能危及病儿生命。设治疗直径约为 6cm 的胶质母细胞瘤重量为 100g,即细胞数为 10^{11} 个细胞。手术加放疗把细胞数减为到 1/100,则残存细胞数为 10^9 个细胞,即 1g。此时在 CT 图像上不能查出,临床上可能判定为完全治愈。放任之,残留瘤细胞仍分裂增殖,恢复到手术前的 10^{11} 个细胞只需 50 余天。如果手术加放疗把细胞数减为到 1/1000,则恢复到术前的 10^{11} 个细胞需 70 余天。故手术放疗后必须化疗,进一步对已缩小的肿瘤进行控制,防止其增殖,使之进一步缩小。如果只做到部分切除,那就更需要化疗了。

4.应用抗肿瘤药物的原则

(1)根据细胞周期选择药物:药物选择按照细胞周期可将药物分成二大类:

①细胞周期非特异性药物,这类药物对增殖细胞群和非增殖细胞群都有杀伤性作用,如卡氮芥(BCNU)、环磷酰胺(CTX)、更生霉素、环己亚硝脲(CCNU)。②细胞周期特异性药物,这类药物作用于增殖细胞群,如 5-氟尿嘧啶(5-Fu)、甲氨喋呤(MTX)、阿霉素(ADM)、长春新碱(VDK)。

(2)按是否通过血脑屏障选择药物:肿瘤组织不具备血脑屏障,而正常细胞却具有血脑屏障。故此,不通过血脑屏障的药物只作用于肿瘤局部,而不损害正常脑组织。一般而言,残余肿瘤多的或复发的病例选用此类药物较好。但对肿瘤周边的正常脑组织的交界处常残留肿瘤细胞,或有小的卫星肿瘤,为了控制此部肿瘤,选用透过血脑屏障的药物较好。脂溶性药物易于透过血脑屏障,水溶性药物难以透过血脑屏障。两者伍用较好。

5.联合应用抗肿瘤药物的原则和途径

(1)联合用药:采用作用时间不同的多种化疗药物,以使增殖周期各个时相的肿瘤细胞受到最大杀伤为目的,多主张联合用药。在联合用药时要注意用药配伍避免出现拮抗及相减作用。同时要避免加重毒副作用。

(2)用药途径

①全身用药:主要有静脉、肌肉、口服法。全身用药方便、简单。但肿瘤局部药量与其他部位药量相同,未能侧重肿瘤局部是其不足之处。

②局部用药:肿瘤内注射,残腔留置 om-maya 导管,按时向手术残腔内注药。

③动脉内注射法:应用颅内超选择导管,在眼动脉远端给药,以避免失明的发生。常用 BCNU,每平方米 $150\sim200\,mg$,$2\sim3$ 小时内注入。肿瘤摄取药物浓度是静脉给药的 $10\sim100$ 倍。已有报告,CT 证实超选择性动脉灌注后肿瘤影像缩小或消失。治疗脑肿瘤常用化学药物。

6.脑瘤化疗注意事项

(1)密切注意毒性和副作用、恶心呕吐等胃肠反应,可应用镇静剂。

(2)化疗可引起脑水肿、出血及颅内压增高,应及时应用脱水剂及大剂量激素。故手术切除肿瘤后再用化疗较为安全。

(3)抗肿瘤药物大多可产生骨髓抑制,每周做白细胞及血小板计数。如白细胞下降到$(3\sim4)\times10^9/L$ 或出现出血倾向后当停药。

(4)定期检查肝功能、肾功能,防止肝肾功能受损。

(5)化疗同时应当伍用提升白细胞的药物,如鲨肝醇、利血生等。同时加强支持治疗,给予充足的能量供给。

(三)脑肿瘤的免疫疗法

免疫学研究已经证明恶性肿瘤的病人免疫机能低下,放疗和化疗也能造成免疫机能低下,尤其化疗常常需要多疗程反复使用,这就更能促进免疫功能低下。所以免疫疗法对治疗恶性脑肿瘤也成为必需的手段。不过在脑肿瘤治疗上特异免疫疗法目前尚未达到实用阶段,非特异免疫疗法已经应用于临床。

1.卡介苗疗法　卡介苗接种后骨中的干细胞、T 细胞、B 细胞及巨噬细胞机能得到增强,因而能提高病儿的免疫能力。而有报告脑胶质瘤病人的 93.7%结核菌素反应阴性,经卡介苗接种治疗脑胶质瘤病人 2 年存活率为 68%,3 年后存活率为 38%。非接种组病人 2 年存活率为 25%,3 年存活率为 13%。卡介苗治疗脑胶质瘤是有效的。不过,由于其他免疫疗法的兴起,卡介苗治疗脑胶质瘤已经较少应用,被其他免疫疗法所替代。

2.转移因子　转移因子是淋巴因子中的关键性因子,分子量在 5000 以下,不属蛋白质,故无抗原性,能使正常淋巴细胞转化,增殖为具有特异性的致敏 T 细胞,增加致敏淋巴细胞的数量。即转移因子能把供体细胞的免疫机能转移给受体,从而激发和增强机体的免疫机能。

通常使用的转移因子是从正常人末梢血、扁桃体、脾组织中提取的。每 2ml 中含血细胞或淋巴细胞 4 亿~5 亿个(4×10^8~5×10^8)。用于皮下注射,尤以腋部皮下注射更好。每周一次,每次 2~4ml,10~20 支为 1 个疗程,3~6 个月可重复第 2 个疗程。

3.干扰素　人血白细胞干扰素是由健康人血液中正常生理功能的白细胞在特定诱生剂作用下产生的一种蛋白质制剂。干扰素具有广谱抗病毒作用,并对肿瘤细胞生长有明显的抑制作用,是一种有希望的抗肿瘤药物,对免疫活性细胞有激活作用。临床上常用的是冻干人血 α 干扰素,是经真空冷冻干燥法制备的干燥粉末。用前溶解于 2ml 注射用水中,肌肉注射,每日一次。用后能提高病儿的免疫功能。

4.LAK 和白细胞介素　淋巴因子活化的杀伤细胞(LAK)具有十分广阔的抗瘤谱,能杀伤多种肿瘤细胞而不杀害正常细胞。脑胶质瘤病儿 LAK 细胞活性明显低于正常人。但脑胶质瘤病儿 LAK 细胞活性与白细胞介素 1L-2 呈正相关,增加 IL-2 含量可使 LAK 活性增加,从而提高胶质瘤病儿的免疫功能。LAK 细胞是利用一种淋巴因子——白细胞介素-Ⅱ(IL-2)与病儿周围血中淋巴细胞接触产生的,即只有在 IL-2 存在的情况下,LAK 才能发挥效应。

给药方法有 4 种:①瘤床撒布。②瘤体内注射。③瘤体＋瘤体周围注射。④脑室或蛛网膜下腔给药。各法给药剂量不同。例如,经 Ommaya 管给药,取

LAK 细胞 $10^{9\sim 10}$ 个,加 IL-2 2000μ/kg,再加生理盐水 2ml,注入贮液囊中,注入速度 1ml/min;实质性者 0.4ml/h,24 小时后第 2 次注射,5 次一疗程,蛛网膜下腔或脑室注入 LAK 细胞 5×10^8 个/次,每周 2~3 次,总量 1×10^{10} 个细胞。

Barba 报告有肿瘤缩小的病例,也有人采用 LAK 细胞和 IL-2 蛛网膜下腔注射,治疗髓母细胞瘤脑脊液转移 8 例,4 例症状改善,脑脊液细胞培养阴性。可见 LAK 和 IL-2 治疗脑胶质瘤是很有前途的新疗法。

(四)颅内肿瘤的放射治疗

颅内肿瘤的放射治疗分为普通放射治疗、立体定向放射治疗、同位素间质内放疗及聚焦 Gamma 射线放射治疗。

1.放射治疗的概念

(1)普通放射治疗:是一种非侵入性治疗手段,在颅外远距离照射,多采用高能光子、质子、中子或电子束,以外部 X 线机、钴 60 机,加速器做放射源。放射率为每分钟 0.1~0.3Gy。病儿每天接受 0.2~0.4Gy 的放射剂量,一般常规放射治疗量需要 5~9Gy(500~900rd);照射 5 周左右的时间。若高于这一放射剂量,虽对脑瘤的治疗效果可以进一步的提高,但可能引起肿瘤周围正常脑组织的坏死,全身性造血组织的抑制等并发症。

(2)立体定向放疗:是利用立体定向技术对颅内肿瘤进行立体定位,精确地定出脑深部肿瘤的大小、形态及其与脑组织的关系,然后通过导向系统把放射性核素或放射线源引入肿瘤,进行瘤内放疗,或用立体定向引导聚焦外放疗,这些方法就称之为立体定向放射术。

(3)同位素间质内放疗:是指将放射性同位素制成胶状液体或微小固体颗粒,用手术的方法将其置入瘤体内或瘤腔(囊)内进行放射治疗,故又称瘤内放射性核素治疗,与远距离外放射治疗相比又称近距离瘤内放疗。另外,向脑恶性肿瘤内插入导管后用后装机引导 19217 同位素进行 Gamma 放射线瘤内照射,总称之为脑瘤间质内放疗。

(4)伽玛刀放射治疗:伽玛刀放射治疗是在立体定向技术基础上发展起来的一种新的治疗方法,它是用 Gamma 射线来通过立体定向技术聚焦在脑内一个靶目标点,以治疗脑瘤,这个系统称为 Gammaunit,也有人称伽玛刀手术,是一种非入侵性治疗手段。

2.放射治疗原理　放射线对肿瘤细胞的蛋白质分子产生电离作用,从而引起细胞生理机能、生化及病理方面的变化,以致使细胞死亡。同时射线照射进入机体后,因机体内的水产生电离,间接地影响机体的正常新陈代谢。由于水的电离作用,而产生强氧化剂,可使机体和细胞的酶系统受到极严重的影响。放射线对生产越旺盛和越幼稚的组织细胞的影响作用越大。肿瘤组织细胞很像胚胎期的幼稚细胞,很容易被放射线所破坏致死。正常组织细胞虽也可有一定损害,但它的可恢复其生活、生长与繁殖能力不致受极大影响。

脑瘤的放射治疗在生物学及临床上存在一些有利条件,比如:①除个别肿瘤外,脑瘤不向颅外转移;②有些脑瘤对放射线特别敏感;③头顶部组织对放射线耐受性相对较强;④头部可采用多野或旋转式或钟摆照射。

3.放射治疗的适应证　各种颅内肿瘤中胶质瘤对放射线尚较满意,胶质瘤对放射线敏感程度的顺序为成髓细胞瘤＞室管膜瘤＞星形细胞瘤＞多型性成胶质细胞瘤。对室管膜瘤而言,多数放疗效果较好,且比同等分化程度的胶质瘤为满意。星形细胞瘤的患儿,进行放疗只有少于 50% 的病儿效果较满意。而多形性成胶质细胞瘤放射治疗的效果,文献记载颇不一致,有报告好转较快,有的认为效果不大。

在各类垂体腺瘤中,嗜酸性细胞腺瘤比难染色细胞腺瘤对放射较敏感,而嗜碱性细胞腺瘤又较前两者敏感。非囊性肿瘤较囊性病变敏感。

4.放射治疗的剂量和方法　表示放射治疗的剂量单位有伦琴(R)和拉德(rad)。伦琴表示在标准温度(0℃)和 1 个大气压下,$1cm^3$ 空气中受 X 线或 γ 照射而产生的正负电荷为 1 静电单位所需要的放射剂量。拉德为每克物质中吸收 100 尔格能量所需要的放射剂量(1rad＝0.01Gy)。

脑肿瘤的放射剂量取决于肿瘤的性质和部位,照射的次数和疗程长短与机器的条件、病人的耐受性有关。根据目前国内常用的放射量,分述如下:

(1)大脑半球肿瘤的深度 X 线治疗:根据肿瘤的具体部位取左、右照射野,肿瘤位于较前者加照额顶区,后半球者加照顶枕区,各照射野的直径为 8cm,轮流照射。首次剂量为 0.1Gy,然后逐步增加,第 2 天0.1＋0.1Gy,第 3 天 0.15＋0.15Gy,第 8 天 0.2＋0.2Gy,每日最大量不应超过 0.4Gy。在 4～5 周内空气总量达到 1.1Gy 为一疗程。若以 ^{60}Co 为放射源,则任何部位的大脑半球肿瘤均取左右照射野,每野大小为 8cm×8cm,根据肿瘤的深浅度决定照射时间和剂量。一般首次剂量为0.1Gy,逐步加大,若反应较小则在 2～3 天内即可达到每天的最大剂量250R,须在1月左右的时间达到组织剂量 6Gy 左右。组织剂量的计算按各机器和不同时间而异。

(2)垂体区肿瘤的 X 线治疗:常以左、右和以发际为中心的额顶区轮流照射,照射野的直径 6cm,要求空气总量达 9000R 为宜。垂体区肿瘤 ^{60}Co 治疗则取左右照射野,野的大小为 5cm×5cm,组织剂量 4～5Gy 为宜。

（3）小脑及第四脑室肿瘤的 X 线治疗：若以深度 X 线治疗则取左、右后照射野及枕照射野，一般儿童 6cm×7cm 或 6cm×8cm，轮流各野照射剂量达 9Gy 为一疗程。若以⁶⁰Co 治疗，则仅取左右耳照射 6cm×7cm 交替进行，总量达 5～5.5Gy 为宜。

（4）脑干肿瘤的深度 X 线治疗则取左、右包括耳的照射野 6cm×7cm 大小和枕野 6cm×8cm，轮流照射一总空气剂量达 110Gy 为一疗程。若以⁶⁰Co 治疗则仅需左、右包括耳朵在内的 6cm×7cm 照射野，轮流照射，总剂量达到 6～6,5Gy 为一疗程。

5.放射治疗的禁忌证

（1）病儿情况极度衰竭、恶病质或伴有严重心、肾或其他疾病。

（2）手术创口尚未愈合或有创口感染者。

（3）有急性炎症、败血症或脓毒血症。

（4）已接受过放射治疗，因皮肤或其他组织损害，不容许再进行放射。

（5）因肿瘤本身或化疗原因引起骨髓功能抑制者。

6.放疗的并发症及预防　并发症有即期反应及远期反应两类。即期反应在治疗期间出现，分全身与局部两大类。

全身反应有乏力、精神不佳、食欲减退、头痛、恶心、呕吐、粒细胞下降等。此反应一般不严重，如同时进行脊髓预防性放射或化疗，粒细胞可降至 2000 以下，必须暂停放射并采用肾上腺皮质激素、维生素 B₄、B₆、鲨肝醇、利血生等药物治疗。若出现颅内压增高症状，可应用高渗葡萄糖或 20%甘露醇静脉滴注，全身反应常在治疗开始后不久至治疗 2 周后左右出现，以后可逐渐适应。

局部反应有脱发、头皮潮红、色素沉着、糜烂或溃疡形成等。其发生除与放射源有关外，还与头皮血供、创口愈合情况有关。必须妥善处理放射野，避免压迫，不要粘胶布，如有搔痒可适当应用洗剂或扑粉。鞍区肿瘤放射治疗后可见短期视力减退，可能与视神经受照射有关，可服用肾上腺皮质激素及维生素等药物。

远期反应为放射区的神经组织坏死，病儿多因而致死。尸检可见脑内血管栓塞、胶质增生、神经元退化等表现。放射性坏死和纤维化都属不可逆性的且进行性恶化，故必须注意预防。

方法是：①不超量放射；②避免重复放射；③足够的睡眠休息及充足营养；④服用激素及多种维生素。

第十六章　睡眠障碍

第一节　觉醒性异态睡眠

一、概述

部分性觉醒性异态睡眠是指一类睡眠障碍,同时具有觉醒以及深睡眠的行为特征,具有自主神经功能、骨骼肌功能紊乱、定向障碍等特点,具体有梦游、睡惊以及觉醒紊乱三种类型,这些睡眠障碍因为有相似的病理生理改变,具有类似的临床症状,且在儿童中常会同时存在,因此经常在一起论述。梦游、睡惊和觉醒紊乱都发生在慢波睡眠阶段,也就是非快速眼动的第三期 S3,通常所说的深睡眠阶段。尽管这类睡眠障碍通常都发生在夜间睡眠时段,但是如果白天小睡的时候有慢波睡眠出现,也有可能在白天出现这些症状。症状通常发生在睡眠开始后的数小时内,持续几分钟至一小时不等,发作后患儿对过程无法回忆。发作过程中,儿童或青少年看起来像是醒着,多数儿童很难被安抚安静下来,因此父母往往会因此非常困扰。这类睡眠障碍在儿童中的发生率明显高于成人期,这可能与儿童期慢波睡眠的占比相对较高有关,通常情况下 10 岁以后这些睡眠障碍的患病率就会出现大幅下降,且男女患病率无显著差异。

1.梦游　是一种儿童常见的异态睡眠,主要发生在慢波睡眠阶段,尤其夜间入睡后的最初几个小时。很多儿童(15%～40%)有过梦游的经历,一些研究表明大约 17%的儿童会经常性地梦游,而 3%～4%的儿童频繁梦游。梦游可能会持续到成年,而在成年群体中的发生率大约为 4%。有梦游家族史的儿童梦游的发生率会增加近 10 倍。应当注意的是,梦游的发生率有可能因其发作时没有被观察到或被误认为睡惊而低估。梦游通常始发于 4～6 岁间,而 8～12 岁间出现高峰。大概 1/3 的梦游儿童有超过 5 年的发作期;大约 10%的儿童梦游可持续 10 年。多数梦游的儿童在年幼时还伴有觉醒紊乱。

2.睡惊　也称夜惊,是指从慢波睡眠中突然觉醒,并伴随强烈恐惧的自主神经症状和行为表现为特征的睡眠障碍,因为目前发现其发作不仅仅只在夜间,可以发生在睡眠的任何阶段,包括白天睡眠过程中,因此现更多称为睡惊。大约1%～6%的儿童经历过睡惊,多见于学龄前或学龄阶段,一般始发于4～12岁间。睡惊始发期,出现的频率通常最高,而且始发年龄越小发作频率越高。睡惊与梦游有着共同的遗传易感性,因此约10%梦游的儿童伴有睡惊。绝大多数会在青春期间随着年龄增长而消失,但是也有在婴儿或者在成年任何阶段发作的睡惊,但是在这些年龄段发生的睡惊人数要少得多。

3.觉醒紊乱　有时也被称为睡醉,是一种夜间发作性障碍,当从慢波睡眠中醒来或被强制唤醒后出现错乱,定向障碍,昏昏沉沉,有时也伴随不安行为。与梦游以及睡惊相类似的是,它也开始于慢波睡眠(SWS),患儿有定向力障碍,对环境无应答,对发作无法回忆等。因为觉醒紊乱可能不易被察觉或者被儿科医师所识别,其发生率很难确定,但一项研究表明其在3～13岁的儿童中发生率大约为17%。觉醒紊乱常常与梦游、睡惊共发。始发年龄通常在5岁以前,持续6个月到13年不等。

二、病因

1.遗传因素　觉醒性异态睡眠通常和遗传(基因)因素有关。双生子的研究表明,50%～65%的梦游患者涉及遗传问题。双亲中均没有该障碍则梦游的发生率为22%,有一方患有该障碍则发生率为45%,双方均有该障碍则发生率为60%。

2.发育因素　在睡眠结构的发育中,年龄越小,慢波睡眠越深且持续时间越长,到了青少年期,慢波睡眠所占的比例明显减少,睡眠变浅,因此觉醒性异态睡眠在年幼儿童中普遍存在,至青少年期逐渐减少和消失。

3.睡眠因素　在儿童各类睡眠障碍中,有许多与睡眠因素本身有关,如睡眠剥夺和睡眠-觉醒周期紊乱均影响与觉醒性异态睡眠相关的慢波睡眠的深度、持续时间和统一性。父母常发现孩子的发作最多见于其非常累的晚上。因为在睡眠剥夺的恢复中,慢波睡眠反跳性地加深、延长,使儿童在睡眠阶段的交替中困难增加,导致觉醒性异态睡眠的出现。很多父母在孩子的发作中总是努力将其唤醒,反而使儿童的总体睡眠时间减少,在以后的睡眠中更容易发生觉醒性异态睡眠。睡眠-觉醒节律的不规则,使从慢波睡眠出来进入下一个睡眠周期的外在时间标记与内在生理要持续慢波睡眠之间出现不同步,从而易发生觉醒性异态睡眠。

4.心理因素　进入学龄期,尤其是步入青少年期后,从慢波睡眠中觉醒或过渡至其他睡眠阶段变得容易。这时,持续的觉醒性异态睡眠的发作可能与心理因素有关。不同气质的儿童对觉醒性异态睡眠的易感性不同。许多精神疾患,如焦虑、抑郁等都会使睡眠结构发生变化,出现较多的觉醒紊乱、梦游或睡惊。尤其对于年长儿的夜惊,应寻找其潜在的心理和社会因素,如与父母分离、父母离婚、家庭搬迁、手术治疗、父母虐待孩子等。心理因素可以是年长儿和成人睡惊的主要原因。明确和减少潜在的压力能明显地减少觉醒性异态睡眠的发生次数和严重性。

5.疾病因素　觉醒性异态睡眠在偏头痛和 Tourette 综合征患者中更为普遍,可能和血清素代谢的紊乱有关。

觉醒性异态睡眠通常发作还有一些诱发因素存在,以下是儿童觉醒性异态睡眠常见的诱发因素:

(1)睡眠不足(急性或慢性)。

(2)不规律的作息安排。

(3)睡眠作息的改变,如中断一直持续的午睡习惯,开始参加日托班或上学。

(4)睡眠干扰因素,如睡眠呼吸障碍和周期性眼动障碍。

(5)发热和生病。

(6)增加慢波睡眠的药物(如锂)或停用后导致慢波睡眠反弹的药物(如苯二氮䓬类、三环类抗抑郁剂等)。

(7)咖啡。

(8)睡眠环境改变。

(9)噪音和光线。

(10)压力和焦虑。

三、临床表现和症状

觉醒性异态睡眠通常发生在睡眠开始后的几个小时,持续数分钟至 30 分钟不等。发生的频率从一次性事件到每夜发生一次;一些儿童可每夜多次发作。此外,发作可能是间歇性的,即在一段未发作期后,连续数夜至数周每夜都发生。

1.梦游　儿童梦游时常表现为神情恍惚,通常睁着眼睛,或喃喃有声,或不能回答旁人的提问。梦游者通常显得笨拙,也可能做出一些怪异的动作,如在储物柜里小便。梦游者可能会安静地走进父母的房间,下楼,离开房间,或者走上阳台或房顶。大部分的患儿梦游时表现比较安静,但是也有梦游的儿童看起来十分不安,情绪激动。梦游可偶尔发生,也可每夜均发生。尽管梦游通常无害,并且具有一定的自限性(一般在青春期消失),但相关的一些安全问题(如从窗台上摔下、户外漫游)还是需要引起足够的重视。梦游特别容易导致身体受伤,如楼梯上跌倒,走入交通繁忙的区域,在寒冷的天气穿着较少走到户外。尽管睡惊和唤醒混淆不伴随离开床,但是儿童可能会因为来回翻动,滚下床,且十分拒绝父母的约束和安抚。确保安全是处理梦游时的首要关注问题。

睡眠相关饮食障碍被认为是梦游的变种,其在儿童中较少见。这种障碍在女性患儿中比在男性患儿中更常见(2∶1)。症状包括每夜在无意识或少量意识情况下"失控"似地进食,早上厌食,腹胀,莫名发胖,准备食物时不断受伤(刀伤口,烫伤)。患者常吃高卡路里、奇怪的食物搭配,毫无营养的物质。这一诊断需要排除饮食障碍的症状,如日间暴食、催泻、体像障碍。睡眠相关饮食障碍和安眠药物的使用有关。

2.睡惊 睡惊往往会突然发作,发作期间儿童看起来十分不安、恍惚,常伴有哭泣或喊叫。强烈的生理唤醒(如过度换气、心动过速、出汗、瞳孔放大)也十分常见。但是,睡惊也可能比较温和(有时候会被描述'为觉醒紊乱),孩子只是看起来略有不安。睡惊的孩子常常十分笨拙,摇摇晃晃,推开父母,或者有怪异的行为。因为睡惊发作症状明显,父母或许会担心孩子是不是遭受了情感或躯体创伤;有时父母会怀疑睡惊本身会对孩子身体造成伤害。更多认为,睡惊对患儿带来的伤害还不如梦魇,因为梦魇时,患儿因为噩梦会惊醒,在清醒状态下回忆梦境反而会给儿童带来心理压力与负担。此外,睡惊在年龄非常小的婴儿上发作时症状可以非常不典型,例如发作时间持续较长(30～45分钟),或者睡惊发作症状不明显,只是抽泣或身体摇晃。

3.觉醒紊乱 常常发生在强制性唤醒时,尤其是上半夜,但也可能发生在早晨被试图唤醒时激发。与睡惊相比,觉醒紊乱的发作是逐渐开始的,而不像睡惊一样突然从睡眠中惊醒发作,表现为不安、哭泣或呻吟("不,不!"),定向障碍,一般情况下患儿不会离开床。觉醒紊乱最显著的特征就是睡眠惯性,即从慢波睡眠唤醒后会有持续15～30分钟至1小时的恍惚错乱。特别是刚唤醒时反应慢(睡眠惯性)。发作的时间通常为5～15分钟,但有时也能持续数小时。尽管压力、焦虑可以加重觉醒紊乱,但精神问题很少与其共发;但有报道显示觉醒紊乱的儿童存在中枢神经系统的损伤。

觉醒性异态睡眠还会伴发其他一些状况,例如患儿因为潜在的尴尬或很可能受伤,很多患有异态睡眠的儿童和青少年回避社交情景,如在朋友家过夜和夏令营。此外,由于这些反常情况的出现,父母们经常会焦虑,担心是否有潜在的危险以及如何进行应答,而且会考虑去掉一些他们所认为的不良因素(比如,不再雇佣保姆,避免参加家庭聚会)。

四、诊断

1.病史　其通常为一良性现象。但它提醒我们要注意是否有引起睡眠障碍的其他因素，如阻塞性睡眠障碍低通气综合征、不宁腿综合征或者周期性腿动（PLMD）。询问病史中也必须要排除癫痫。怀疑癫痫的危险因素包括：有癫痫的病史；发作期的异常特征：刻板表现，夜间多次发作，出现年龄晚（青春期）。

2.发育及学业表现　表现通常是正常的。有发育落后现象时注意有癫痫的可能性。

3.家族史　梦语症、睡行症和睡惊通常都有阳性家族史。

4.行为评估　大部分儿童都没有特别的行为问题。因为人在半觉醒的异态睡眠期间实际还是处于睡眠状态，睡眠障碍如果伴随日间的困倦则属于异常现象。

5.体格检查　体检一般无阳性体征。

6.诊断测试

（1）整夜的多导睡眠检测（PSG）并不是半觉醒异态睡眠的常规检测方法。因为这是片段发生的事件，在单纯一个晚上的检测中有可能捕捉不到。但是，如果考虑有其他睡眠障碍的可能（睡眠呼吸障碍，PLMD），整夜的睡眠检测是需要的。PSG 也可以用于区分异态睡眠和癫痫（考虑到只有部分睡眠中心具备齐全的癫痫检查设备）。

（2）家庭录像：对于发作频率不高的儿童，由家长将其夜间发作片段录下来是一个更有效的捕捉和记录事件的好办法。回放这些片段可以有助于医师区分异态睡眠和其他夜间行为，尤其是癫痫。

（3）睡眠日记：可以帮助我们评估可能的影响因素，例如睡眠剥夺和不规律的睡眠作息。

以下疾病诊断标准都按照美国睡眠医学会颁布的《国际睡眠障碍分类》：诊断和编码手册，第 2 版。

1.梦游（国际睡眠障碍分类编号 307.46）

（1）睡中行走。

（2）睡眠持续，意识改变，或行走时判断力下降，表现为如下方面：

①很难唤醒。

②发作后醒来意识恍惚。

③遗忘（完全或部分）发作的过程。

④日常行为出现在不适当的时间。

⑤无意义的行为。

⑥危险或有潜在危险的行为。

（3）这一障碍不能被其他的睡眠障碍、医学或神经学的障碍、药物使用或物质滥用等更好地解释。

2.睡惊（国际睡眠障碍分类编号 307.46）

（1）睡眠中突然的一段惊恐发作，经常以大哭或尖叫开始，并伴有自主神经系统和行为表现为强烈的恐惧。

（2）至少要有一项以下相关特征：

①唤醒困难。

②在发作期间被唤醒后意识模糊。

③完全或者部分地遗忘这一片段。

④会有危险行为或者潜在的危险行为。

（3）这一症状不能被其他的睡眠障碍所解释，也不能用其他的身体或精神疾病、药物或物质应用所解释。

3.觉醒紊乱（国际睡眠障碍分类编号 307.46）

（1）频发的在早晨醒来或日间小睡后醒来的意识模糊或混乱的行为。

（2）这一症状不能被其他的睡眠障碍所解释，也不能用其他的身体或精神疾病、药物或物质应用所解释。

五、鉴别诊断

1.夜间发作癫痫　有时觉醒性异态睡眠与夜间发作的癫痫很难鉴别，尤其是发作不典型时。通常情况下，癫痫发作时会有刻板行为和强直性阵挛性运动，一晚会有多次发作，较多发生于睡眠和觉醒的转换期，并伴有日间困倦。遗尿可以发生于觉醒性异态睡眠，特别是觉醒紊乱期间或者结束后，但是更多夜间与发作相关的遗尿可能预示癫痫活动。当然，若同时伴有发育落后或神经系统疾病、日间癫痫或癫痫家族史都有助于夜间癫痫的诊断。

2.夜间惊恐发作　患者通常在白天也会出现相似的症状，并且夜间惊恐发作后第二天早晨儿童可以回忆起来。

六、治疗

1.健康宣教　觉醒性异态睡眠的首要干预应该是对家长进行正确的健康宣教，让家长或者年长儿童意识到这些睡眠障碍的良性特点以及自限性病程，告诉家长大部分孩子到青春期梦游和睡惊现象就会停止。临时的解决措施应包括为保证儿童睡眠安全而在居所采取的相应措施和询问病史找到可能的诱因。再次强调睡眠卫生和行为控制的重要性。然而，到底是否要治疗还要基于觉醒性异态睡眠发生的频率和严重程度，可以包括药物应用和规律唤醒的方法。对家长进行的宣教包括以下一些内容：

(1)安全措施宣教：包括关好门(大门，楼梯口的门)，锁好通向外面的门和窗户，打开走廊的灯，确保睡眠环境的安全(移开地面上凌乱的物品)；或者安装警报系统或在卧室的门上连接一个铃铛，以在发作时能够及时唤醒父母；对不在家睡的儿童，要告知其看护人儿童有梦游的可能性，以确保在外就寝时安全。

(2)睡眠卫生习惯：包括要保证儿童有充足的睡眠和规律的睡眠，觉醒节律，因为睡眠剥夺是异态睡眠的主要危险因素。要避免咖啡因，因为咖啡因会增加睡眠紊乱，降低睡眠效率，造成睡眠剥夺。

(3)事件发生时父母的回应：避免唤醒，因为在异态睡眠中的唤醒会进一步扰乱睡眠节律并且会使状况更严重。发作时，应该引导儿童回到床上，鼓励孩子恢复正常睡眠。发作过程中要避免过多干涉，这会加重这一现象。一般父母会试着去安抚在异态睡眠中的孩子，但这会增加对孩子睡眠的干扰。最好的做法就是父母在旁边安静地观察以确保孩子的安全，但不要干涉。非常重要的一点是，避免第二天讨论事件发作，因为这样会造成孩子心理上的负担，有可能会导致孩子不愿睡觉而造成睡眠剥夺。

2.行为治疗　规律唤醒是一种治疗觉醒性异态睡眠的行为学方法，对于夜间发作时间非常规律的儿童有很好的疗效。首先，需要父母对患儿每天发作的时间有精确的日记记录下来。然后，父母根据睡眠日记中记录的常规发作时间点的前30分钟，在孩子微觉醒的时候(正好翻身或喃喃自语)叫醒孩子。例如，一个孩子通常8:30睡觉，到10:00会出现梦游，那么父母就应该在9:30的时候叫醒孩子。这种夜间唤醒应该持续2～4周。如果在夜间唤醒后又出现了症状，那么可以重新采用这种方法并再坚持几周。

3.药物治疗　因为治疗觉醒性异态睡眠的药物本身有一定的副作用，所以药物治疗仅用于觉醒性异态睡眠发生频率高且较严重，受伤的可能性大，有暴力行为或对家庭产生严重的扰乱时采用。药物作用的机制通常是抑制觉醒性异态睡眠发作的慢波睡眠，常用的药物有苯二氮䓬类和三环类抗抑郁药。

(1)短效苯二氮䓬类：苯二氮䓬类药物(如，地西泮1～2mg)单独小剂量地应用3～6个月。小剂量的长效苯二氮䓬类药物也会有效，但更容易引起晨起宿醉。对于异态睡眠出现一段时间又消失一段时间的间歇发作也可以采用间歇用药的方法。突然停药往往会导致慢波睡眠的显著增加,所以持续几周逐渐减量至停药是非常关键的。

(2)抗抑郁药:三环类抗抑郁药(氯米帕明,地昔帕明,氯丙米嗪)也可在睡前应用于对苯二氮䓬类药物无效的患儿。虽然选择性 5-羟色胺再摄取抑制剂也是有效的慢波睡眠抑制剂,但它们很少被用于觉醒性异态睡眠的治疗。

七、预后

大部分儿童期梦游和睡惊的现象随年龄增加会停止。到 8 岁时,50% 有梦游和睡惊的孩子都不会再发生,大部分的病例到青春期随着慢波睡眠的大量减少都会自愈。然而,大约 10% 的梦游症人会出现 10 年或 10 年以上的发作。

第二节 梦魇

一、概述

梦魇是可怕的梦,通常使儿童或青少年从睡梦中惊醒,使其害怕、担心并寻求安慰。梦魇发作时,常常使睡眠者从快速眼动睡眠中醒来,影响快速眼动睡眠,研究表明,大约 75% 的儿童声称在他们的生活中至少体验一次梦魇,约 50% 的成人承认至少有过一次梦魇。可能有 1% 的成人有每周一次或一次以上的频繁梦魇。虽然间断性梦魇是十分常见的,但频繁梦魇的流行不是很常见。一个研究报道慢性梦魇(梦魇问题持续存在超过 3 个月)的流行率是 2～5 岁 24%,6～10 岁 41%。梦魇流行的高峰年龄为 6～10 岁。梦魇通常起始于 3～6 岁,但可发生于任何年龄。儿童中的患病率无性别差异,但成人的研究显示,男女之比为 2～4∶1,确切的比例尚不肯定。至于家族倾向尚无定论。有研究表明,频繁发作、持续终身的梦魇有家族倾向。

二、病因

1.遗传基础 双胞胎研究已经证实了频繁梦魇的遗传学基础。

2.既往梦魇经历 噩梦的出现有时呈一种稳定态势。

3.应急或创伤性事件 包括虐待儿童。

4.焦虑和焦虑障碍 可引起梦魇频率和严重度的增加。分离焦虑通常与梦魇或噩梦有关。

5.睡眠剥夺　由于提高了快速动眼睡眠的转换,可以形成强烈而生动的梦。

6.失眠　经常与梦魇共存。

7.药物　特别是与快速动眼睡眠有直接影响的那些药品。这些可能增加快速动眼睡眠密度的量的药物或抑制快速动眼睡眠的药品。当停药后,可引起快速动眼睡眠的"反弹"。例如,抗抑郁药物安非拉酮会增加快速眼动睡眠的比例,而中枢神经系统兴奋剂会抑制快速眼动睡眠,所以长期用药后快速的停药也可能出现快速眼动睡眠反弹。

三、临床表现

梦魇的总是长而复杂的梦,从开始到结束其内容越来越恐怖。觉醒发生于REM睡眠期,有时不是立即觉醒,但是觉醒后能够清晰地表述梦境内容。梦魇时很少有讲话、尖叫、行走,这就有别于夜惊和REM睡眠行为障碍,通常是患儿惊醒后出现哭吵、害怕等情绪表现。梦魇的儿童惊醒后,他们往往害怕再次入睡,并且经常寻求父母安慰。梦魇通常涉及恐惧和焦虑,但也可能包括其他消极情绪,如:愤怒、悲伤、窘迫或厌恶。梦魇的内容通常随年龄而有所不同,且与其神经心理发育水平密切相关。例如,很多小婴儿担心与父母分离而出现梦魇。到2岁时,典型的梦魇开始包括野兽和其他可怕的幻想的生物。对于年幼的孩子可能也涉及一起最近的创伤性事件(如走丢、去医院打针、一条大狗朝他吠叫)。较大的孩子经常做涉及可怕的或恐怖电影、电视节目、故事。梦魇也可能与最近发生的事件密切相关(如:在外面过夜、进入一个新学校)。此外,梦魇还有其他一些伴随症状,如白天恐惧或者更多的焦虑症状,有些儿童由于把睡眠与梦魇联系在一起,他们会出现对床、卧室、就寝时间等表现出拒绝或回避现象。

四、诊断

1.既往梦魇史评估　在诊断梦魇时,慢性和重度梦魇应该仔细评估,因为重度梦魇更有可能与精神疾病有关。

2.发育水平评估　要认识到发育迟缓儿童有时尽管是梦魇发作,但是由于受发育水平限制,而无法用语言描述梦境。

3.家庭成员发作情况　梦魇在一般人群中普遍存在,因此通常很难表述是家族遗传性。然而,自身体验频繁梦魇的父母可能对其孩子的梦魇的反应会更关心,同时表现出更多焦虑。

4.行为及情绪评估　如果患儿有更显著的焦虑症状、发育倒退或严重及频繁的梦魇发作,提示可能有被虐待的可能,需要进一步进行相关的行为及情绪评估。

5.体格检查　躯体症状通常不会直接造成梦魇发生。

6.睡眠日记　用睡眠日记记录梦魇最近几周内的发生频率以及与梦魇相关的夜醒时间等也有助于诊断。

以下诊断标准按照美国睡眠医学会颁布的《国际睡眠障碍分类》:诊断和编码手册.第2版。

梦魇(国际睡眠障碍分类编号307.47)

(1)因为强烈的、令人不安的梦境导致反复从睡眠中惊醒,通常伴有恐惧或焦虑情绪,也可有愤怒、悲伤、厌恶和其他烦躁不安的情绪表现。

(2)惊醒后意识基本清晰,很少有意识不清,通常可以很快回忆出清晰的梦境。

(3)至少出现以下相关症状之一:

①发作后难以入睡。

②发作出现在常规睡眠作息的后半阶段。

五、鉴别诊断

1.睡惊和梦游　家长常常难以区别梦魇和部分觉醒性异态睡眠,如睡惊和梦游,应注意许多有睡惊或梦游的孩子也会伴有梦魇。与部分觉醒性异态睡眠相比,梦魇常有以下特征:

(1)多发生于后半夜以快速眼动睡眠占主导地位的时间。

(2)能回忆全部或部分梦的内容。

(3)能回想起整个事件。

(4)没有混淆或定位错误。

(5)再次入睡困难。

2.其他夜间发作　夜间癫痫,常与梦魇混淆,但有典型的运动和感觉特征且常包括刻板的特质。

3.精神疾病　频发的梦魇可能与精神疾病有关,包括焦虑障碍、双向障碍、精神分裂症以及最显著的创伤后应激障碍。

4.快动眼时相行为障碍(RBD)　RBD是一种罕见的睡眠障碍,常发生于快速眼动睡眠期,但是RBD患者的快速眼动期不会有典型的肌张力消失特征(如肌无力),相反患者会将生动的、常带暴力色彩的梦境通过带有攻击性的行为或动作表现出来,甚至造成患者及其床伴严重的伤害。这种疾病与神经退化进程有关,如在老年人中的帕金森病。此外,尽管在神经性疾患儿童中也有报道,但在儿童中这种疾病还是极为罕见的。

六、治疗

1.健康宣教　健康宣教是治疗梦魇的重要手段,对家长进行积极的睡眠健康教育,解释梦魇是非常普遍的,是正常认知发育的一个部分,在6～10岁时为发生高峰。帮助父母为儿童制定合理的睡眠时间,保障充足睡眠,避免睡眠剥夺。了解最近可能引起梦魇的所有压力来源或创伤事件,但也与家长说明绝大多数时间梦魇是一个单独现象。并于讨论父母应给出与儿童发育水平相当的适当的应答以及处理梦魇的对策。当然,如果梦魇持续或症状严重且简单的行为干预并不能改善时,应及时转诊进行心理评估。

(1)减少梦魇的措施有:

①避免接触恐怖或过于刺激的画面,包括恐怖故事、电影和电视,尤其在就寝前。

②减少压力来源,因为持续的梦魇可能提示有应激或某种进行性担忧。

③保证充足的睡眠,睡眠剥夺可导致梦魇频率增加。

(2)家长对梦魇的正确应答:梦魇发作后,家长应该安慰孩子:"这只是一个梦"。家长保持平静及理所当然是十分重要的,并安慰孩子注意不要引起过度关注。如果孩子离开床,家长可冷静地将孩子护送上床,并在床边安抚片刻。在发作当时不要过多地讨论梦境,以便更加延迟儿童再次入睡。此外,还可以让儿童在睡眠过程中有一些能让其感到安全的物品,例如有些儿童在有绒毛玩具陪伴时会比较安心,更容易入睡。儿童如果有明显的焦虑、怕黑,可以开一盏昏暗的、低亮度的夜光。在梦境发生后第二天,鼓励会说话的孩子运用他们的想象能力来缓和梦魇。有效的措施包括画一张代表噩梦的画,然后将其撕碎并扔掉,为梦设计一个好的结局.或者在床旁悬挂一个噩梦捕捉器等。

2.行为治疗

(1)放松疗法:包括渐进肌肉放松及指导想象,尤其适用于伴有轻度焦虑的患儿。其原理是应用一种方法,让患儿学会把全身肌肉松弛下来,控制自己的情绪,变得轻松起来,这样就可以应付许多紧张、焦虑不安等心理不适的情况。

帮助患儿松弛下来的行为治疗是"全身松弛法",即练习如何按照自己的意志,逐步放松全身的随意肌紧张情况,以此而获得心理上的松弛。方法是每天定时进行放松动作。让患儿以舒适的姿势靠在沙发或躺椅上。首先把眼睛闭起来,将注意力移到头部,把牙关咬紧,使两边面颊感到很紧。然后令其牙关松开,咬牙的肌肉就会产生松弛感。逐次一一将头部各处肌肉都放松下来。接着把注意力转移到颈部,尽量使脖子的肌肉全部放松,觉得轻松为止。下一步把注意力集中到两手上来,将两手用力握紧,直至发麻、酸痛时,两手开始放松,然后放置舒服位置并保持松软无力状态。再下一步是把注意力指向胸部,开始让患儿深吸气,憋一两秒钟,缓缓把气吐出来,再吸气,反复几次,让胸部也觉得轻松。就这样依次类推,将注意力集中肩部、腹部、腿部逐一放松。最终达到全身处于轻松状态,使患儿心情也变得轻松起来。

（2）系统脱敏疗法:与放松治疗相结合,可用于缓和焦虑反应。系统脱敏包括制定一系列从低到高不同等级的引发孩子恐惧的活动或想法(如,看狗狗的图片,看一个朋友和狗狗玩,驯养个大宠物狗)。这些活动或想法与其他放松活动(深呼吸,渐进肌肉放松)匹配以中和恐惧反应。这一技术对于反复特定主题的梦魇效果显著。

七、预后

梦魇通常是短暂的,但有时在一些儿童或青少年中可持续出现,尤其是当梦魇与创伤事件有关时。

第十七章 神经皮肤综合征

神经皮肤综合征是指一组起源于外胚层组织和器官发育异常的先天性遗传性疾病。病变不仅累及神经系统、皮肤和眼，还可累及中胚层、内胚层的器官如心、肺、肾、骨和胃肠等。由于受累的器官、系统不同，临床表现多种多样，预后欠佳。目前已知此类疾病多达40余种，如神经纤维瘤病、结节性硬化症、脑面血管瘤病、色素失调症、伊藤色素减少症、面部半侧萎缩症、神经皮肤鱼鳞病、着色性干皮病、小脑视网膜血管瘤病、皮肤脑脊膜脊髓血管瘤病、黑棘皮病以及线状皮脂痣等。这些疾病多数属于常染色体显性遗传，有一个较高的、不完全的外显率。目前关于这类疾病的病因尚不明确，可能与胚胎发育早期出现某些基因变异有关。以下介绍常见的3种神经皮肤综合征，即神经纤维瘤病、结节性硬化症及脑面血管瘤病。

第一节 神经纤维瘤

神经纤维瘤病为缘于神经嵴细胞发育异常而导致多系统损害的常染色体显性遗传病。根据临床表现和基因定位，可将其分为Ⅰ型神经纤维瘤病（NFⅠ）和Ⅱ型神经纤维瘤病（NFⅡ）两型。儿童时期所见的神经纤维瘤病多为Ⅰ型。

一、流行病学

NFⅠ的发病率约为1/3000～1/4000。NFI基因定位于17q11.2，是个高突变基因，新突变率高达1/10000，约是大多数单基因病的100倍。目前能够应用蛋白截断分析，结合基因连锁和突变分析可定出很多NFⅠ基因的突变株，使对NFⅠ的基因诊断和产前诊断成为可能。

NFⅡ又称中枢神经纤维瘤或双侧听神经瘤病，较NFⅠ少见，发病率约为1/33000～1/40000。NFⅡ基因定位于22q11.2，约半数以上的病人为新突变。

二、临床表现

NFⅠ主要临床特点为皮肤咖啡牛奶斑和周围神经多发性神经纤维瘤。NFⅡ

主要临床特点为双侧听神经瘤。

（一）NF Ⅰ

1.皮肤色素斑　包括咖啡牛奶斑和腋窝雀斑，是本病的重要体征。几乎所有病例在出生时即可见到皮肤咖啡牛奶斑，为一些浅棕色（咖啡里混加牛奶的颜色）斑，大小不等，形状不一，与周围皮肤界限清楚，不隆起于皮肤，不脱屑，感觉无异常。通常好发于躯干，随年龄增长有增多、扩大的趋势。需强调的是，正常小儿有时也可见到1～2块咖啡牛奶斑，无诊断意义；6块以上直径大于5mm的咖啡牛奶斑才有诊断价值。有时在腋窝、腹股沟或躯干其他部位见到一些直径1～3mm大小似面部雀斑的浅棕色斑，成簇出现，数目较多，称为腋窝雀斑，也具有诊断意义。

2.多发神经纤维瘤　于儿童后期出现，青春期后增多。皮肤纤维瘤和纤维软瘤主要分布于躯干、面部，也累及四肢。脑神经纤维瘤以一侧或两侧听神经瘤最为常见，其次累及三叉神经、舌咽神经、迷走神经、副神经及舌下神经。部分累及脊髓和周围神经干。若神经干及其分支的弥漫性神经纤维瘤，伴皮肤和皮下组织大量增生而引起颞、面、唇、舌、颈后或一个肢体的皮下组织弥漫性肥大，则称为丛状神经纤维瘤。

3.眼部损害　裂隙灯下见虹膜上粟粒状、棕黄色圆形小结节，一般检查不能发现，亦无特殊症状，此为Lisch结节，又称虹膜错构瘤，为NF Ⅰ所特有。5～6岁的患儿，约1/2有此体征，随年龄增长而逐渐增多，到21岁时，几乎全部病人均有此体征。此外，眼底可见视网膜错构瘤；约15%的病人有单侧或双侧视神经胶质瘤，常引起进行性视力丧失及视神经萎缩等。

4.其他表现　骨骼系统常见到先天性骨骼发育异常和肿瘤直接压迫所致的骨骼改变，前者有颅骨畸形、脊柱畸形或长骨畸形；后者如听神经瘤引起内听道扩大、脊神经根纤维瘤引起椎间孔扩大及骨质破坏等。血管系统可见到肾动脉或颈动脉狭窄等。患儿常有学习困难及行为障碍，但明显的智力低下及癫痫发作少见。此外，肾上腺、心、肺、消化道及纵隔等均可发生肿瘤。

（二）NF Ⅱ

主要表现为双侧听神经瘤，实质上是前庭神经鞘瘤，慢性起病，病程长，症状存在的时间自数月至十余年不等。一般肿瘤症状在青春期或青春期以后出现，如前庭及耳蜗神经症状表现为耳鸣、眩晕和听力丧失（开始时往往是单侧）；邻近颅神经受损症状表现为面部疼痛、面肌抽搐、面部感觉减退以及周围性轻面瘫等。中枢神经系统还可见到其他肿瘤，如脑膜瘤、星形细胞瘤及室管膜瘤等。皮肤咖啡牛奶斑或神经纤维瘤比NF Ⅰ要少。

脑干听觉诱发电位异常,头颅内听道 X 线片示双侧内听道破坏,颅脑 MRI 示双侧听神经瘤。

三、诊断

(一)NFⅠ诊断标准

凡具有下列 2 项或 2 项以上者可诊断为 NFⅠ。

(1)6 个或 6 个以上咖啡牛奶斑,青春期前其最大直径大于 5mm,青春期后大于 15mm。

(2)腋窝雀斑。

(3)2 个或 2 个以上任一类型神经纤维瘤,或 1 个丛状神经纤维瘤。

(4)2 个或 2 个以上 Lisch 结节。

(5)视神经胶质瘤。

(6)骨损害。

(7)一级亲属中有 NFⅠ患者。

(二)NFⅡ诊断标准

具有下列其中 1 项者可诊断为 NFⅡ。

(1)双侧听神经瘤(需经 CT、MRI 或组织学检查证实)。

(2)一侧听神经瘤,同时一级亲属中有 NFⅡ患者。

(3)一级亲属中有 NFⅡ患者,而且患者有下列任何两种疾病:神经纤维瘤、脑(脊)膜瘤、神经鞘瘤以及神经胶质瘤。

四、治疗

目前无特异性治疗。对于视神经瘤、听神经瘤等颅内及椎管内肿瘤,可行手术治疗,以解除压迫。当肿瘤压迫神经系统有临床症状时,亦可行手术切除,行放射治疗无效。合并癫痫发作者应予抗癫痫药治疗。皮肤色素斑无需特殊治疗。

第二节　结节性硬化症

结节性硬化症(TS)是一种常染色体显性遗传病,具有遗传异质性,散发病例也较多见。TS 的致病基因定位于 9q34.3 和 16p13.3,其基因产物分别为 hamartin 和 tuberin,它们均调节细胞的生长,现认为是肿瘤抑制基因。本病的主要临床特征为面部血管纤维瘤、癫痫发作和智力低下。

一、流行病学

TS 在世界各国均有发病，无种族差异，其发病率约为 1/10 万～3.3/10 万，近年有增多趋势，这与神经影像技术发展能够发现更多病人有关。其患病率各家报道不一，大约在 1/6000～1/15400。男女之比约为 2∶1～3∶1。

二、临床表现

TS 的临床表现多样，即使同一家族的病人表现也可各异，是一多器官的组织缺陷和错构瘤为特征的系统性疾病，除外周神经、骨骼肌以及松果体外可累及所有组织器官。

（一）皮肤改变

是临床诊断 TS 的重要线索和依据，典型皮肤改变包括色素脱失斑、面部血管纤维瘤、指（趾）甲纤维瘤及鲨鱼皮样斑。不一定每个病人都具备这些全部改变。TS 有时也可有咖啡牛奶斑，但数目不多。

90％的患儿在出生时即可发现数目多少不等的皮肤色素脱失斑，白色，与周围皮肤界限清楚，呈椭圆形或其他形状，大小不等，长径从 1cm 至数厘米。可见于躯干及四肢，分布不对称，面部很少见到。头皮部位有时可见到，该处头发亦发白。正常人有时也可见到 1～2 块色素脱失斑，无诊断意义。有些病人还可见到成簇的、数目较多、形状不规则以及面积较小的似纸屑状的小块色素脱失斑。

70％～80％的病人有面部血管纤维瘤，以往称为皮脂腺瘤，为 TS 所特有的体征，由血管及结缔组织所组成，表现为面颊鼻翼两侧一些小的、粉红色、质硬的乳头状丘疹，隆起于皮肤，表面光滑，无渗出或分泌物。出生时见不到，在 2 岁以后（多在 4～5 岁）才出现，随年龄增长可逐渐增多、扩大，呈蝶翼状分布，青春期后融合成片、色泽加深。数目多时可延及下颌部位，有时额部也可见到。

15％～20％的病人有指（趾）甲纤维瘤，在指（趾）甲下面，像一小块肉状的小结节。女孩较男孩多见，但青春期前较少见到。常为多发，是 TS 特征性的表现，但正常人偶尔在外伤后可发生单个指（趾）甲纤维瘤。

20％～30％的病人有鲨鱼皮样斑，微微隆起于皮肤，边界不规则，表面粗糙，呈灰褐色，单发或多发，大小不等，每块直径约几毫米至 5～6cm。多见于躯干背部及腰骶部皮肤，青春期后出现。

（二）神经系统损害

1.癫痫　80％～90％患儿有癫痫发作，多在 2～3 岁前发病。发作形式多样，多为难治性癫痫。初起多为婴儿痉挛,以后可转为 Lennox-Gastaut 综合征,或呈全身性发作、简单部分性发作及复杂部分性发作。脑电图检查在婴儿痉挛可见高度失律,其他类型发作亦有相应的痫样放电。

2.智力低下　约占 60%,程度轻重不等,且常与癫痫发作同时存在。也有部分患儿只有癫痫发作而无智力低下,仅少数患儿有智力低下而无癫痫发作。

3.脑部错构瘤样结节　包括皮层、皮层下或异位白质内和室管膜下结节,是胶质细胞和某些神经元畸形发育所致。结节数目多少不定,可部分或全部钙化。其中室管膜下结节发生在约 80% 的病人,常位于侧脑室边缘,双侧多发,易钙化,可发展为巨细胞星形细胞瘤,约占 6%,很少恶变,阻塞脑室孔可引起脑积水。摄头颅 X 线片可见脑内结节性钙化影,但钙化需要时间,故婴儿不常见到。而颅脑 CT 扫描可早期发现在脑室周围及皮层有高密度影(结节与钙化),比头颅 X 线片钙化影出现要早,且阳性率更高。CT 增强扫描时,未钙化的结节可增强,已钙化的结节不增强。

4.颅内高压征　极少数病人因室管膜下结节阻塞脑脊液循环通路,或并发脑室内星形细胞瘤而阻塞室间孔等引起颅高压。

5.神经系统定位体征　部分患儿可见到单瘫、偏瘫、截瘫或其他局限性神经异常体征。

(三)眼部损害

50% 的病人可见视网膜错构瘤,为 TS 的特征性表现之一,其中大多数是典型的神经胶质错构瘤(也称星形细胞瘤),有 3 种形态:非钙化的半透明肿瘤、钙化的桑葚样结节及其混合型。这种多发性错构瘤较少影响视力,偶致视网膜及玻璃体出血而出现视力障碍。眼底检查尚可见视网膜色素缺失斑,约占 50%。此外,可见小眼球、突眼、晶体混浊、色素性视网膜炎和原发性视神经萎缩等。

(四)内脏损害

50%～80% 的病人肾脏有血管肌脂瘤,2/3 的病人心脏有横纹肌瘤,其他内脏器官损害有甲状腺、甲状旁腺、胸腺、乳腺、肺、胃肠、肝、脾、胰腺、肾上腺、膀胱以及性腺等。

三、诊断

TS 的诊断标准如下:主要指标有 6 条①面部血管纤维瘤;②多发性指(趾)甲纤维瘤;③大脑皮质结节(组织学证实);④室管膜下结节或巨细胞性星形细胞瘤(组织学证实);⑤突入脑室内的多发性室管膜下钙化结节(影像学证实);⑥多发性

视网膜星形细胞瘤。

二级指标有9条①心脏横纹肌瘤(组织学或影像学证实);②其他视网膜错构瘤或脱色斑;③脑部结节(影像学证实);④非钙化性室管膜下结节(影像学证实);⑤鲨鱼皮样斑;⑥前额斑;⑦肺淋巴血管平滑肌瘤(组织学证实);⑧肾血管肌脂瘤(组织学证实);⑨多囊肾(组织学证实)。

三级指标有11条①色素脱失斑;②皮肤"纸屑样"色素脱失斑;③多囊肾(影像学证实);④乳牙或恒牙散在釉质斑;⑤直肠多发性错构瘤性息肉(组织学证实);⑥多发性骨囊肿(影像学证实);⑦肺淋巴血管平滑肌瘤(影像学证实);⑧脑白质"移行痕迹"或灰质异位(影像学证实);⑨牙龈纤维瘤;⑩其他器官的错构瘤(组织学证实);⑪婴儿痉挛。

确诊TS需具备上述所列1条主要指标;或2条二级指标;或1条二级指标加上2条三级指标。

可能TS需具备上述所列1条二级指标加上1条三级指标;或3条三级指标。

可疑TS需具备上述所列1条二级指标;或2条三级指标。

四、治疗

目前尚无有效的治疗方法,主要是对症治疗。

1.控制癫痫发作　可根据癫痫发作类型选用不同抗癫痫药,以局限性发作开始的癫痫,可选用卡马西平;丙戊酸钠多用于全身性发作;ACTH只用于婴儿痉挛。

2.手术治疗　由于脑部病变为多发性,外科手术效果不佳。但如果肿瘤位于重要部位引起惊厥发作时,可行手术切除。对抗癫痫药治疗无效者,可予手术切除皮质或皮质下结节,可使部分病人的癫痫发作得以控制。脑脊液循环通路受阻,也可手术治疗。

3.面部整容　面部血管纤维瘤可采用液氮冷冻或移动式接触冷冻法,分期分区治疗;也可用电灼方法。

第三节　脑面血管瘤病

脑面血管瘤病又称脑三叉神经血管瘤病或Sturge-Weber综合征,是以面部血管痣、对侧肢体抽搐、偏瘫、同侧颅内钙化、眼球突出或青光眼以及脑部血管畸形、智力低下为特征的一种先天性疾病。本病较神经纤维瘤病及结节性硬化症少见。

一、病因与发病机制

由于在出生前已发生,且可看到一定的家族聚集现象,故认为本病可能与遗传有关,但遗传方式尚未确定。其发病机制系先天性外、中胚层发育障碍所致,与神经纤维瘤病和结节性硬化症同属斑痣性错构瘤病或母斑病。

二、临床表现

1.面部血管痣　出生后即有,呈灰红或紫红色,压之不褪色,边缘清楚,扁平或略凹陷。多位于颜面一侧,偶有两侧。常沿三叉神经Ⅰ、Ⅱ支范围分布,也可波及第Ⅲ支。有些病例并不按三叉神经范围分布。因血管痣的部位与三叉神经的部位相似,以往将本病称为脑三叉神经血管瘤病,实际上与三叉神经无关。血管痣亦可见于口腔黏膜或颈部、躯干或四肢皮肤。皮肤病变的范围并不能反映神经系统损害的程度。

2.神经系统损害　多数患儿在生后数月或数年内神经系统无异常,通常在2～3岁时因发热而诱发出现惊厥或偏瘫。约90%病人有癫痫发作,多表现为血管痣对侧肢体局限性运动性发作,全身大发作少见,部分患儿也可表现为婴儿痉挛、肌阵挛性发作、失张力性发作或复杂部分性发作等。发作后可有Todd瘫痪,多次发作后可遗有永久性偏瘫。约30%～50%的病例其血管痣对侧有中枢性偏瘫,以及偏瘫侧肢体较正常侧发育慢。部分患儿只表现为发作性一过性肢体无力,而无惊厥发作。

本病约有一半病人智力受损,双侧脑病变者仅有8%的病人智力正常。智力损害的程度轻重不等,难治性癫痫智力影响较大,偶发惊厥者对智力影响较小。部分病例可出现行为障碍。

3.眼部损害　40%病人有青光眼,常与面部血管痣同侧。双侧面部血管痣的患儿往往出现双侧青光眼。大面积面部血管痣的病人合并青光眼机会较大。青光眼可在出生时出现,也可在出生后数年才被发现。

此外,还可有眼球突出、同侧偏盲(枕叶受累)、角膜血管翳、晶状体混浊、脉络膜血管痣、视网膜血管瘤、视网膜血管怒张、视网膜剥离、视神经萎缩以及视力减退等。这些改变可以是先天性的,也可以是血管瘤压迫的结果。

4.其他异常　有些病人可伴有内脏血管瘤而引起胃肠道出血或血尿,也有合并其他先天性畸形,如下颌前突、脊柱裂或隐睾等。

三、诊断

有典型面部皮肤改变、癫痫发作及青光眼三主征者,易于作出诊断。如仅有皮肤和眼部改变,或仅有癫痫、智力低下等神经系统征象者,需作头颅 X 线片、颅脑 CT 或 MRI 等辅助检查,以协助诊断。

头颅 X 线片可显示颅内钙化影,呈脑回状、线状或双轨状,其中与脑表面外形一致的双轨状钙化影是特征性改变。颅内钙化影可见于大脑各叶皮质,多位于一侧,双侧也有报道。

颅脑 CT 平扫可见团块状混杂密度病灶,边缘不清,可有钙化影及局部脑萎缩;增强扫描可见异常血管强化影。

颅脑 MRI 检查在 T_1 和 T_2 加权像均显示低信号影,对钙化的显示不如 CT 扫描,但可显示软脑膜血管瘤。PET 和 SPECT 也可见软脑膜血管瘤。MRA 和 DSA 有助于脑部畸形血管的定位及定性。

四、治疗

主要是对症治疗。癫痫可用药物控制,如应用抗癫痫药不能控制发作者可行胼胝体离断术或大脑半球切除术,有时也可行肿瘤部分切除术。青光眼和突眼可手术治疗。面部血管痣可行整容手术或激光治疗。偏瘫患儿可行神经康复治疗。

第十八章　重症肌无力

重症肌无力(MG)包括三种综合征即新生儿 MG、先天性 MG 及儿童 MG,其中新生儿及儿童 MG 是一种发生在神经-肌肉接头处,乙酰胆碱受体(AChR)抗体介导、细胞免疫依赖的获得性自身免疫性疾病。临床特征为骨骼肌活动后容易疲劳,休息或使用胆碱酯酶抑制剂可以缓解。肌无力通常表现为晨轻晚重,波动性明显。2/3 病例累及眼外肌,常为早期症状,10%长期局限于眼肌、颜面肌、咽喉肌、躯干肌和肢体肌均可受累。

一、流行病学

国外流行病学调查显示 MG 年发病率为 7.4/10 万。本病可见于任何年龄,既往认为有两个高峰年龄,第一个高峰年龄为 20~40 岁,女性多见;第二个高峰年龄在 40~60 岁,以男性多见,多合并胸腺瘤。但近些年我国文献报道,患者发病年龄同期以儿童期多见,占 MG56.4%,且发病年龄提前,多在 1~5 岁发病。我国尚无流行病学研究报道,但从国内多个成组病例资料以及我院的资料显示,儿童 MG 小年龄患病比例较高。女性患者所生新生儿,其中约 10%经过胎盘转运获得烟碱型乙酰胆碱受体抗体,可暂时出现肌无力症状。少数有家族史。

二、病因与发病机制

20 世纪 70 年代由于烟碱型乙酰胆碱受体能够从电鱼放电器官中得到并纯化,可成功地产生实验性 MG 的模型,以及同位素标记的蛇毒 α-神经毒素放射免疫分析的应用,MG 的发病机制研究已经取得突破性的进展:MG 其发病机制与遗传因素、致病性自身抗体、细胞因子、补体参与及胸腺肌细胞等复杂因素有关。

(一)重症肌无力是横纹肌突触后膜 nAChR 自身免疫性疾病

神经肌肉接头是通过接受乙酰胆碱(ACh)及烟碱等兴奋性递质传递与肌膜受体结合,导致离子通道开放,Na^+ 内流,肌膜去极化,产生终板电位,肌丝滑行,因而引起肌肉收缩。已知 nChR 是造成 MG 自体免疫应答高度特异性的抗原。nAChR 位于神经肌肉接头部的突触后膜中。实验证明 MC 患者胸腺上皮细胞内含肌原纤维,与骨骼肌存在共同抗原。该抗原致敏 T 细胞,产生抗 nAChR 的抗体。该抗体对骨骼肌 nAChR 产生交差免疫应答,使受体被阻滞;并加速 AChR 的降解,通过激活补体,使肌膜受到损害。电镜检查显示突触后膜 IgG 和 C3 沉积。用辣根酶标记蛇毒神经毒素电镜检测运动终板超微结构显示:MG 病理损害的特征是骨骼肌突触后膜皱襞表面积减少,nAChR 活性降低,因此出现肌无力症状。

(二)重症肌无力是 T 细胞依赖的自身免疫疾病

体液免疫大量研究资料阐明 nAChR 作为 MG 的靶子遭到损害,是由 nAChRab 介导的;而 nAChRab 对 nAChR 免疫应答是 T 细胞依赖性的。T 细胞在 MG 自身免疫应答中起着关键作用。nAChRab 的产生必须有 nAChR 特异性 CD_4^+ T 细胞的参与。nAChR 特异 CD4$^+$ T 细胞先通过其受体(TCR)对 nAChR 特异性位点的识别,然后由 T 辅助细胞(Th)将 nAChR 主要免疫原区特异性抗体提供给 B 细胞,促使 B 细胞分泌高致病性的 nAChRab。Th 细胞通过分泌细胞因子来实现对 nAChRab 分泌的调节。

(三)遗传基因和病毒感染

众所周知,重症肌无力是自身免疫应答异常,但启动自身免疫的病因尚未完全弄清。目前认为 MG 发病与人类白血病抗原(HLA)有关,其相关性与人种及地域有关,且存在性别差异。HLA-II 类抗原(包括 D 区的 DP、DQ 及 DR 等基因产物)在发生自体免疫过程中起重要作用。DQ 比 DR 等位基因对自体免疫疾病更具敏感性。采用 PCR-RFLP 技术检测发现我国非胸腺瘤 MG 与 H/A-DQAl * 0301 基因显著相关。此外还发现与 DQBl * 0303 及 DPDl * 1910 基因相关显著,说明 MC 发病与多基因遗传有关。

MG 的发病除了与遗传基因有关外,还包括外在环境影响,如本病常因病毒感染而诱发或使病情加重。

胸腺为免疫中枢。不论是胸腺淋巴细胞(特别是 T 细胞),还是上皮细胞(特别是肌样细胞,含有 nAChR 特异性抗原),遭到免疫攻击,打破免疫耐受性,引起针对 nAChR 的自身免疫应答,因此使 MG 发病。

三、临床表现

临床上本病有不同的类型。

(一)新生儿一过性重症肌无力

仅见于母亲患 MG 所生的新生儿。患儿出生后数小时~3 天内出现肌无力,表现哭声低弱,吞咽及呼吸困难,患儿血中 nAChR-Ab 可增高,一般半个月后病情可缓解;重症者也可以死于呼吸衰竭。

(二)先天性肌无力综合征

出生后以对称、持续存在、不完全眼外肌无力为特点,血清中无 nAChR-Ab。本病与常染色体遗传有关,同胞中可有此病,但其母亲未患 MG。病程一般较长,少数患儿可自行缓解。

(三)少年时重症肌无力

为后天获得性肌无力,可以查到血清中 nAChR-Ab。国外病例大多在 10 岁以后发病,以全身型为主,而国内资料与香港及日本报道发病多在幼儿时期(2~3岁),眼肌型为主。此为儿童 MG 最常见的类型,现重点叙述如下。

1.临床特点　本病起病隐袭,也有急起爆发者。肌无力通常晨轻晚重,亦可多变,后期可处于不全瘫痪状态。眼外肌最常受累,常为早期症状,亦可局限于眼肌。睁眼无力、上眼睑下垂以及眼球运动受限,出现斜视和复视,甚或眼球固定不动。眼内肌一般不受影响,瞳孔反射多正常。称为眼肌型重症无力。

面肌、舌肌、咀嚼肌及咽喉肌亦易受累。闭眼不全,额纹及鼻唇沟变浅。咀嚼无力,吞咽困难,舌运动不自如,无肌束颤动。软腭肌无力,发音呈鼻音。谈话片刻后音调低沉或声嘶。称为延髓型(或球型)重症肌无力。

颈肌、躯干及四肢肌也可患病,尤其以肢体近端无力明显,表现抬头困难,用手托头。胸闷气短,洗脸及穿衣乏累,行走困难,不能久行。有的只表现两下肢无力。腱反射存在,无感觉障碍。称全身型重症肌无力。

本病主要累及骨骼肌,也可有心肌损害,但多无明显主诉,而文献报道 MG 患者尸检 25%~50%有心肌损害。重症肌无力伴有其他疾病,如胸腺瘤,其次为甲状腺功能亢进,并少数伴类风湿关节炎、多发性肌炎、红斑狼疮以及自身溶血性贫血等。

2.MC 分型　为标明 MG 肌无力分布部位、程度及病程,一般还采用 Ossernen 改良法分为以下类型:

Ⅰ型(眼肌型):病变仅眼外肌受累,临床多见,更多见于儿童。

Ⅱ型(全身型):ⅡA 型表现眼、面和肢体肌无力;ⅡB 型全身无力并有咽喉肌无力,又称球麻痹型。

Ⅲ型(爆发型):突发全身无力,极易发生肌无力危象。

Ⅳ型(迁缓型):病程反复 2 年以上,常由Ⅰ型或Ⅱ型发展而来。

Ⅴ型(肌萎缩型):少数病人有肌萎缩。

本病病程迁延,其间可缓解、复发或恶化。感冒、腹泻、激动、疲劳、月经、分娩或手术等常使病情加重，甚至出现危象，危及生命。

3.MG危象　是指肌无力突然加重，特别是呼吸肌（包括膈肌及肋间肌）及咽喉肌严重无力，导致呼吸困难。多在重型基础上诱发，感染是危象发生的最常见的诱发因素，伴有胸腺瘤者易发生危象。危象可分为三种①肌无力危象：为疾病本身肌无力加重所致，此时胆碱酯酶抑制剂往往剂量不足，加大药量或静脉注射腾喜龙后肌力好转。常由感冒诱发，也可发生于应用神经-肌肉阻滞作用的药剂（如链霉素）、大剂量皮质类固醇、胸腺放射治疗或手术后。②胆碱能危象：是由于胆碱酯酶抑制剂过量，使ACh免于水解，在突触积聚过多，表现胆碱能毒性反应：肌无力加重，肌束颤动（烟碱样反应，终板膜过度除极化）；瞳孔缩小（于自然光线下直径小于2mm），出汗，唾液增多（毒素碱样反应）；头痛，精神紧张（中枢神经反应）。注射腾喜龙无力症状不见好转，反而加重。③反拗性危象：对胆碱酯酶抑制剂暂时失效，加大药量无济于事。儿科无此危象的报告。

四、诊断

（一）确定是否重症肌无力

主要根据病史，典型的临床表现即受累骨骼肌活动后疲劳无力，明显具有时间上与程度上的波动性。受累肌群可分成眼外肌、颜面肌、咽喉肌、颈肌、躯干肌和肢体肌等，经休息或用胆碱酯酶抑制剂可以缓解；且无神经系统其他体征。此外可进行下列之一检查阳性而确诊。

1.疲劳实验阳性　受累肌群连续运动后症状明显加重即为肌疲劳现象。对肌无力程度较轻、检查配合的年长儿童可选择疲劳试验。成人MC患者强调定量疲劳实验，即选择不同的受累肌群，让其持续用力收缩，测量出现病态疲劳现象所需的时间及疲劳程度，并且制定有专项的评定量表。但儿童MG以年幼儿童发病为主，检查依从性差，尚缺少年龄相关的儿童专项定量疲劳实验量表。

2.药物实验阳性　甲基硫酸新斯的明实验：0.03～0.04mg/kg，肌注，比较注射前后半小时各受累肌群的肌力的变化，肌力明显改善者有助于MC的诊断；腾喜龙试验：腾喜龙0.2mg/kg，以注射用水稀释至1ml，静脉注射，症状迅速缓解则为阳性，持续10分钟左右又恢复原状。对疲劳实验改善不明显者、肌无力程度较重病例以及疲劳实验不合作的年幼儿童选择药物试验。

3.肌电图　神经低频重复电刺激示复合肌肉动作电位波幅衰减10%以上为阳性；单纤维肌电图检查显示颤抖增宽，是目前敏感性及准确性最高的电生理检测手段。前者阴性不能排除MG，后者在国内，特别是儿童尚未广泛开展。

4.血清 AChRab 的检测　　AChRab 检测是 MG 诊断重要的参考依据,若阳性者有助于诊断,阴性者不能排除 MG。眼肌型及儿童 MG 病例 AChRab 多阴性。

(二)明确是否合并胸腺瘤

成人病例约 75% 胸腺增生,15% MG 合并胸腺瘤;我院(复旦大学附属儿童医院)资料 4% 胸腺瘤,42% 胸腺增生。肿瘤常位于前上纵隔,除表现肌无力,一般无占位病变的症状和体征,易漏诊。胸腺瘤多见于 40 岁以后男性患者,肌无力症状较重,对胆碱酯酶抑制剂疗效不佳,易发生危象。侧位或正位 X 光胸片偶可发现异常,纵隔 CT 扫描可直接显示肿瘤部位、大小、形状以及与邻近器官的关系。免疫学检查:CAEab(又称胸腺瘤相关抗体)对 MG 患者提示胸腺瘤具有重要价值。MG 合并胸腺瘤 CAEab 阳性率高达 80%～90%。诊断尚需结合临床和 CT 纵隔扫描,综合分析。

(三)明确有无其他并存症

MG 作为自身免疫疾病中一种"姐妹病",可伴有以下夹杂症:如甲状腺功能亢进,类风湿关节炎,系统性红斑狼疮,溶血性贫血,多发性肌炎或多发性硬化等。有相关疾病的病史、症状和体征,可以查出相应的免疫生化检验异常。

(四)鉴别诊断

MG 急性肌无力应与其他急性瘫痪疾病鉴别:包括①周期性瘫痪。常在夜间发病,醒来时发现四肢无力,发病时血钾低,心电图出现 U 波,每次发病持续数日,补钾治疗有效。②急性炎症性脱髓鞘多发神经根病。病初有发热或腹泻,除肢体瘫痪外,尚有神经根牵拉痛,脑脊液有蛋白-细胞分离现象。③脊髓炎。有发热及脊髓损害的三大症状和体征(包括上运动神经元型瘫痪、横截型感觉障碍及排尿障碍)。

慢性肌无力需要和以下疾病鉴别:包括①动眼神经麻痹。麻痹侧除上睑下垂外,还可见瞳孔散大,眼球向上、下及内收运动受限,见于神经炎或颅内动脉瘤。②多发性肌炎。四肢近端肌无力,肌痛,肌酶升高,肌活体组织检查有炎症细胞浸润。③肌营养不良。缓慢进行性肢体无力,肌萎缩,儿童患者翼状肩胛,腓肠肌假肥大,血肌酶升高,有家族史。④线粒体肌病。骨骼肌极度不能耐受疲劳,症状复杂多样,血乳酸升高,肌活体组织检查可见不整红边纤维,电镜示异常线粒体。⑤糖原累积病。其中尤其以Ⅱ型患者,酸性麦芽糖酶缺乏引起肢带肌无力,可出现呼吸肌麻痹,易误诊,肌活体组织检查 PAS 染色可见糖原积累,有家族史。⑥癌性肌无力,主要多见于年老患者小细胞肺癌,肢体无力,活动后缓解,高频反复电刺激神经肌电图示肌电位递增。⑦运动神经元病。早期仅表现舌及肢体肌无力,体征不明显,鉴别不易,若出现肌萎缩、肌纤维颤动或锥体束征则鉴别不难。

五、治疗

(一)胆碱酯酶抑制剂(AchEI)

可选用溴化新斯的明,剂量每次 0.5mg/kg 日服 3～4 次;吡啶新斯的明,剂量每次 2mg/kg,日服 4 次;溴化吡啶新斯的明,每次剂量 7mg/kg,日服 3 次。总之,胆碱酯酶抑制剂作为一种有效的对症、辅助治疗药物,不宜长期单独应用。用药因人、因时而异,从小剂量开始给药,逐步加量,以能够维持患者进食和起居活动为宜。长期依赖,滥用胆碱酯酶抑制剂,有碍 AchR 修复,须避免此类药物的弊端。

辅助药物如氯化钾和麻黄碱等可加强新斯的明的作用。忌用对神经-肌肉传递阻滞的药物,如各种氨基糖苷类的抗生素、奎宁、奎宁丁、普鲁卡因胺、普萘洛尔、氯丙嗪以及各种肌肉松弛剂。

(二)免疫抑制剂

1.皮质类固醇 为最常用的免疫治疗药物,无论是眼肌型还是全身型都可选用泼尼松,1～1.5mg/(kg·d)。采用剂量渐加或渐减法。或病初使用甲泼尼龙冲击疗法,儿童 20mg/(kg·d),静脉滴注,连用 3～5 天,起效快,适用重症或危象患者,用药方便,甚至可取代血浆交换疗法。但有一过性高血糖、高血压、继发感染及胃出血等不良反应,值得重视。病情缓解后逐渐减量改为泼尼松小剂量,隔日晨服,维持至少 1 年以上。大剂量类固醇可使病情加重,多发生在用药 1 周内,可促发危象。发生机制是直接阻抑 AchR 离子通道。因此应作好呼吸抢救准备。

2.其他免疫抑制剂 可选用环磷酰胺、硫唑嘌呤或环孢素,对难治病例、发生危象病例以及胸腺切除术后疗效不佳者有效。需注意血象和肝、肾功能的变化。

(三)放射治疗

至今胸腺放射治疗还是对 MG 一种确实有效的治疗方法。被称作是"非手术的手术治疗"。适用于:①MG 药物疗效不明显者,最好于发病 2～3 年内及早放射治疗;②巨大或多个胸腺瘤,无法手术或作为术前准备治疗;③恶性肿瘤术后追加放射治疗。

(四)胸腺切除

胸腺切除仍然是 MG 的基本疗法。适用于:①全身型 MG,药物疗效不佳,宜尽早手术。发病 3～5 年内中年女性患者手术疗效甚佳。②伴有胸腺瘤的各型 MG 患者,疗效虽较差,应尽可能手术切除病灶。③儿童眼肌型患者,手术虽有效,是否值得手术仍有争议。做好围术期的处理,防治危象,是降低死亡率的关键。手术后继续用泼尼松 1 年。

（五）血浆交换及血浆净化治疗

能迅速清除血浆中 AChRab 及免疫复合物等，用于抢救危象。可使症状迅速缓解，但作用短暂，必须接上后续治疗。由于价格昂贵，目前尚未推广应用。

（六）丙种球蛋白

用大剂量丙种球蛋，0.4g/(kg·d)，静脉滴注，连用 5 天。治疗病情严重全身型 MG 患者，迅速扭转危象，或用于手术前准备，安全有效。用后需及时加用其他治疗。

（七）危象的处理

儿科病例危象发生率 2.2%，病死率 0.8%。一旦发生危象，呼吸肌瘫痪，应立即进行气管插管或气管切开，应用人工呼吸器辅助呼吸，同时明确何种危象，进行对症处理。在危象处理过程中保持气道护理的无菌操作、雾化吸入、保持呼吸道通畅、防止肺部感染及肺不张等并发症是抢救成功的关键。

六、预后

本病的预后，一些病例在发病后数月或数年后自行缓解；一些儿童期病例可持续到成人时期；眼肌型在青春前发病者预后较青春后发病者好；少数儿童病例病程迁延，其间可缓解、复发或恶化；多数病例经免疫抑制剂、胸腺切除及胸腺放疗等治疗可能得以治愈。

参考文献

1.王华.儿科神经综合征.沈阳:辽宁科学技术出版社,2014.

2.罗向阳,梁立阳,黄怀.实用小儿神经病学.广州:广东世界图书出版社,2010.

3.祁阿朝.小儿神经系统疾病.西安:西安交通大学出版社,2012.

4.陈宗波,孙若鹏,孙锦平.小儿神经系统感染疾病学.北京:人民卫生出版社,2013.

5.陈秀洁.小儿脑性瘫痪的神经发育学治疗法(第2版).郑州:河南科学技术出版社,2012.

6.雷霆.小儿神经外科学.北京:人民卫生出版社,2011.

7.刘俊,梁庆伟.小儿疾病防治问答.北京:金盾出版社,2015.

8.郭力,李廷俊.小儿常见病预防与调养.北京:中国中医药出版社,2016.

9.李云.儿科门诊速查手册.长沙:湖南科学技术出版社,2016.

10.张贤锋.实用儿科疾病诊断与治疗.延吉:延边大学出版社,2017.

11.陈忠英.儿科疾病防治.西安:第四军医大学出版社,2015.

12.何国玲.现代儿科基础与临床.西安:西安交通大学出版社,2014.

13.马翠玲.儿科诊疗临床指南.西安:西安交通大学出版社,2014.

14.陈凤琴,孙萌,沈颖.儿科进修医师问答.北京:军事医学科学出版社,2013.

15.肖胜军.儿科临床手册.武汉:湖北科学技术出版社,2013.